T0206387

Best of Therapie

Mit „Best of Therapie" zeichnet Springer die besten Masterarbeiten aus den Bereichen Ergotherapie, Logopädie und Physiotherapie aus. Inhalte aus den etablierten Bereichen der Therapiewissenschaft, Pädagogik, des Gesundheitsmanagements und der Grundlagenforschung finden hier eine geeignete Plattform. Die mit Bestnote ausgezeichneten Arbeiten wurden durch Gutachter empfohlen und behandeln aktuelle Themen rund um die Therapiewissenschaften im Gesundheitswesen.

Die Reihe wendet sich an Praktiker und Wissenschaftler gleichermaßen und soll insbesondere auch Nachwuchswissenschaftlern Orientierung geben.

Sina Juliette Weeber

Der physiotherapeutische Direktzugang in Deutschland

Internationaler Vergleich ausbildungsinhaltlicher und struktureller Bedingungen

Mit einem Geleitwort von Prof. Dr. habil. Robin Haring

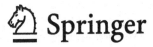 Springer

Sina Juliette Weeber
Itzehoe, Deutschland

Best of Therapie
ISBN 978-3-658-16767-7   ISBN 978-3-658-16768-4   (eBook)
DOI 10.1007/978-3-658-16768-4

Die Deutsche Nationalbibliothek verzeichnet diese Publikation in der Deutschen National-
bibliografie; detaillierte bibliografische Daten sind im Internet über http://dnb.d-nb.de abrufbar.

Springer ist Teil von Springer Nature
Die eingetragene Gesellschaft ist Springer Fachmedien Wiesbaden GmbH
Die Anschrift der Gesellschaft ist: Abraham-Lincoln-Str. 46, 65189 Wiesbaden, Germany

Geleitwort

Die Akademisierung der Physiotherapie gewinnt in Deutschland eine immer stärkere Bedeutung. Seit 2002 ist es gestattet, Inhalte der Physiotherapie nicht nur durch eine Berufsausbildung, sondern auch durch ein akademisches Studium zu erlernen. Ein Studium soll dabei den immer größer werdenden Anforderungen an eine evidenz-basierte Praxis und eine hohe Behandlungsqualität gerecht werden, um angehende Physiotherapeuten auf die Versorgung komplexer chronischer Krankheitsbilder und oftmals multimorbider Patienten optimal vorzubereiten. Im Zuge der Akademisierung nimmt auch die wissenschaftliche Begleitung der physiotherapeutischen Praxis, im Rahmen von Wirksamkeitsstudien zur Effektivität physiotherapeutischer Behandlungen, eine immer wichtigere Rolle ein. Darüber hinaus gilt die Akademisierung, mit Blick auf europäische und internationale Gesundheitssysteme, als Voraussetzung des Direktzugangs zur Physiotherapie. Dieser kann für den einzelnen Patienten einen schnelleren Zugang zu physiotherapeutischen Leistungen bedeuten und somit die Versorgungsqualität als auch die Versorgungskosten positiv beeinflussen.

Die vorliegende Masterarbeit stellt sich die Frage, welche physiotherapeutischen Kompetenzen in Deutschland und im internationalen Vergleich, sowohl in der Ausbildung als auch im Studium, als Voraussetzung eines möglichen Direktzugangs vermittelt werden. Der Vergleich internationaler Curricula zwischen Ländern mit und ohne Direktzugang zeigt auf, welche spezifischen Kompetenzen als Grundlage eines Direktzugangs besonders relevant sind. Die gewonnenen Erkenntnisse der vorliegen Masterarbeit hinsichtlich der Herausforderungen und Chancen der Implementierung dieser curricularen Inhalte bieten somit einen wertvollen wissenschaftlichen Hintergrund für die aktuelle Diskussion um die Einführung eines Direktzugangs zur Physiotherapie in Deutschland.

Prof. Dr. habil. Robin Haring

Vorwort

Der Direktzugang zur Physiotherapie ist in der deutschen Gesundheitspolitik immer wieder ein viel diskutiertes Thema. Die vorliegende Arbeit befasst sich nicht damit, ob die Implementierung des Direktzuganges gut oder schlecht ist, sondern vielmehr mit der Frage welche Voraussetzungen gegeben sein müssen um einen gefahrlosen und effektiven Direktzugang umsetzen zu können. Die Akademisierung von Therrapieberufen steht dabei ebenfalls im Fokus.

Die Masterarbeit entstand im Rahmen des Physiotherapiestudiums der Europäischen Fachhochschule in Rostock. Ich habe vor allem meinem Professor Herrn Prof. Dr. habil. Robin Haring zu danken, sowohl für die Unterstützung während der Themenfindung, als auch im direkten Schreibprozess.

Das vorliegende Buch wurde durch die Mitarbeiterinnen und Mitarbeiter des Springer Verlages begleitet. Mein Dank gilt dabei vor allem Frau Dr. Angelika Schulz, die mich mit nützliche Hinweisen und Anregungen unterstützt hat.

Meinen Eltern Kim und Joachim Weeber danke ich für das Rückenfreihalten und das jahrelange Beistehen während Ausbildung und Studium. Mein besonderer Dank geht an meinen Vater, der meinen Arbeitsprozess stetig begleitet hat. Ebenso geht ein großes Dankeschön an meinen Freund Hans-Christian Geschke und meine Schwester Denise Weeber für die Hilfe bei der Gestaltung von Abbildungen und Tabellen sowie bei der Formatierung.

Sina Juliette Weeber

Inhaltsverzeichnis

Geleitwort V
Vorwort... VII
Abbildungsverzeichnis XIII
Tabellenverzeichnis..XV
Anhangsverzeichnis.. XVII
Abkürzungsverzeichnis.. XIX

1   **Einleitung** 1

2   **Theoretischer Hintergrund**...3
    2.1 Begriffserläuterung und geschichtlicher Hintergrund 3
        2.1.1 Was bedeutet Direktzugang in der Physiotherapie?.............4
        2.1.2 Die Entwicklung des Direktzuganges in anderen
              Ländern..4
    2.2 Direktzugang und seine Auswirkungen.....................................6
        2.2.1 Krankentage, Dauer, Behandlungsbeginn und
              Episondenzahl...6
        2.2.2 Kosten...7
        2.2.3 Patientenakzeptanz...8
        2.2.4 Zusammenfassung der vorliegenden Literatur.....................9
    2.3 Physiotherapie in Deutschland 10
        2.3.1 Aktueller Stand zur Berufssituation in Deutschland...........10
        2.3.2 Meinungsbild in Deutschland zum Thema
              Direktzugang...14
        2.3.3 Ausbildungs und Prüfungsinhalt in Deutschland...............16
              2.3.3.1 Vorgaben zum Ausbildungsinhalt....................17
              2.3.3.2 Vorgaben zur Prüfung....................................19

3   **Fragestellung und Hypothese** 21

4   **Methodik** 25

5   **Ergebnisse**..31
    5.1 Ausbildungsinhalte in anderen Ländern 31
        5.1.1 Australien..32
              5.1.1.1 Aktuelle Berufssituation 32

5.1.1.2   Rechtliche Gegebenheiten zur Ausbildung...........34
5.1.1.3   Ausbildungsinstitute und Ausbildungsinhalte 35
5.1.1.4   Zusammenfassung zur Physiotherapie in
          Australien...38
5.1.2 Neuseeland...38
5.1.2.1   Aktuelle Berufssituation 38
5.1.2.2   Rechtliche Gegebenheiten zur Ausbildung...........39
5.1.2.3   Ausbildungsinstitute und Ausbildungsinhalte 40
5.1.2.4   Zusammenfassung zur Physiotherapie in
          Neuseeland...41
5.1.3 Schweden..42
5.1.3.1   Aktuelle Berufssituation 42
5.1.3.2   Rechtliche Gegebenheiten zur Ausbildung...........43
5.1.3.3   Ausbildungsinstitute und Ausbildungsinhalte 43
5.1.3.4   Zusammenfassung zur Physiotherapie in
          Schweden...44
5.1.4 Finnland...45
5.1.4.1   Aktuelle Berufssituation 45
5.1.4.2   Rechtliche Gegebenheiten zur Ausbildung...........46
5.1.4.3   Ausbildungsinstitute und Ausbildungsinhalte 46
5.1.4.4   Zusammenfassung zur Physiotherapie in
          Finnland...48
5.1.5 Zusammenfassung über die Kursinhalte der
      internationalen Bachelorstudiengänge.............................48
5.2 Kursinhalte der Bachelorstudiengänge in Deutschland...................51
5.2.1 Vergleich der Fächerliste aus der 'Ausbildungs- und
      Prüfungsverordnung für Physiotherapeuten' mit den
      Inhalten der deutschen Curricula.....................................52
5.2.2 Vergleich der international zusätzlich unterrichteten
      Fächer und deren Auftreten in den deutschen
      Curricula..53
5.2.3 Auflistung der zusätzlich unterrichteten Fächer
      innerhalb der deutschen Curricula....................................57
5.3 Beantwortung der Fragestellungen und Hypothesen.....................58

6 Diskussion..63
6.1 Methodendiskussion..63
6.2 Ergebnisdiskussion..66
6.3 Allgemeine Diskussion...71

7   Zusammenfassung...**77**

8   Literaturverzeichnis..**81**
   8.1 Originalarbeiten 81
   8.2 Internetquellen 83
   8.3 Gesetzestexte 86
   8.4 Buchveröffentlichungen 87
   8.5 Studienprogramme der Hochschulen...................................88

9   Anhang **91**

Abbildungsverzeichnis

Abbildung 1: Übersicht über die Entwicklung der Beschäftigungsverhältnisse in der Physiotherapie 11

Abbildung 2: Anzahl der Physiotherapieschüler und deren Entwicklung 13

Abbildung 3: Ablaufplan der Studienmethodik im ersten Arbeitsschritt ... 27

Abbildung 4: Ablaufplan der Studienmethodik im zweiten Arbeitsschritt 28

Abbildung 5: Übersicht zur Entwicklung der Anzahl der registrierten Physiotherapeuten in Australien 33

Abbildung 6: Darstellung der zu erlernenden Kompetenzen australischer Physiotherapiestudenten nach Bloom (1956) . 35

Abbildung 7: Anzahl der registrierten Physiotherapeuten in Neuseeland von 2009 bis 2014 39

Abbildung 8: Übersicht der internationalen Studieninhalte im Vergleich zu den Fächern des deutschen Ausbildungsstandards 49

Abbildung 9: Übersicht von Fächern die international im Physiotherapiestudiengang gelehrt werden und deren Häufigkeit 50

Tabellenverzeichnis

Tabelle 1: Übersicht über die WCPT-Länder mit vollständigen Direktzugang... 5

Tabelle 2: Zuordnung der untersuchten Faktoren in Bezug zu den recherchierten Studien 9

Tabelle 3: Übersicht der zu leistenden Prüfungen im Rahmen des physiotherapeutischen Staatsexamens 20

Tabelle 4: Tabellarische Übersicht über die Ausbildungsinstitute in Australien und deren physiotherapeutische Studiengänge ... 36

Tabelle 5: Tabellarische Übersicht über die Ausbildungsinstitute in Neuseeland und deren physiotherapeutische Studiengänge. 40

Tabelle 6: Tabellarische Übersicht über die Ausbildungsinstitute in Schweden und deren physiotherapeutische Studiengänge ... 44

Tabelle 7: Tabellarische Übersicht über die Ausbildungsinstitute in Finnland und deren physiotherapeutische Studiengänge 47

Tabelle 8: Die fünf am häufigsten genannten Fächer in den internationalen Curricula (ohne Fächer der deutschen 'Ausbildungs- und Prüfungsverordnung für Physiotherapeuten') 54

Tabelle 9: Die fünf am häufigsten genannten Fächer in den Curricula der additiven Studiengänge (ohne Fächer der deutschen 'Ausbildungs- und Prüfungsverordnung für Physiotherapeuten') 55

Tabelle 10: Die fünf am häufigsten genannten Fächer in den Curricula der primärqualifizierenden Studiengänge (ohne Fächer der deutschen 'Ausbildungs- und Prüfungsverordnung für Physiotherapeuten') 56

Anhangsverzeichnis

Anhang 1: Tabellarische Übersicht des theoretischen und praktischen Unterrichts in den deutschen Fachschulen mit Inhalt und Stundenzahl aus der 'Ausbildungs- und Prüfungsverordnung für Physiotherapeuten' von 1994 91

Anhang 2: Tabellarische Übersicht der Fächer in der praktischen Ausbildung in den Facheinrichtungen mit Stundenzahl aus der Ausbildungs- und Prüfungsverordnung für Physiotherapeuten von 1994 97

Anhang 3: Westliche WCPT-Mitglieder mit vollständigem Direktzugang in der Physiotherapie im Vergleich zu Deutschland 97

Anhang 4: Übersicht aller Hochschulen und deren Studiengänge im Bereich der Physiotherapie in Neuseeland, Australien, Kanada und Schweden im Vergleich 98

Anhang 5: Übersicht über den Inhalt und der Anzahl von Physiotherapiefächer aller Hochschulen in Australien 99

Anhang 6: Übersicht über den Inhalt und der Anzahl von Physiotherapiefächer aller Hochschulen in Neuseeland 100

Anhang 7: Übersicht über den Inhalt und der Anzahl von Physiotherapiefächer aller Hochschulen in Schweden....... 101

Anhang 8: Übersicht über den Inhalt und der Anzahl von Physiotherapiefächer aller Hochschulen in Finnland......... 102

Anhang 9: Übersicht über die berufsbegleitenden Bachelorstudiengänge 'Physiotherapie' in Deutschland 103

Anhang 10: Übersicht über die grundständigen und ausbildungsbegleitenden Bachelorstudiengänge 'Physiotherapie' in Deutschland 104

Anhang 11: Vergleichende Übersicht der internationalen Curricula und der deutschen additiven Studiengänge 105

Anhang 12: Vergleichende Übersicht der internationalen Curricula und der deutschen primärqualifizierenden Studiengänge .. 107

Abkürzungsverzeichnis

AG	Arbeitsgemeinschaft
APA	Australien Physiotherapy Association
DGOU	Deutsche Gesellschaft für Orthopädie und Unfallchirurgie
EBP	Evidence Based Practice
FCP	First-Contact Practitioner
IFK	Bundesverband selbstständiger Physiotherapeuten
MPhG	Masseur- und Physiotherapeutengesetz
PhysTh-APrV	Ausbildungs- und Prüfungsverordnung für Physiotherapeuten
SGB V	Fünftes Sozialgesetzbuch
SHV	Spitzenverband der Heilmittelverbände e.V.
VPT	Verband Physikalische Therapie
WCPT	World Confederation of Physical Therapy
ZVK	Deutscher Verband für Physiotherapie

1 Einleitung

In der vorliegenden Masterarbeit wird der Direktzugang für die Physiotherapie beleuchtet. Dabei soll dargestellt werden, welche Voraussetzungen in den organisatorischen Strukturen eines Landes und dem Inhalt für Ausbildung oder Studium der Physiotherapeuten gegeben sein müssen. Zunächst werden im theoretischen Abschnitt Begrifflichkeiten, die im Zusammenhang mit dem Direktzugang stehen, erklärt. Anschließend wird ein Überblick über den geschichtlichen Hintergrund des Direktzuganges und seine Entwicklung in anderen Ländern gegeben und die Bedeutung des Direktzuganges für die Physiotherapie dargestellt. Mit Hilfe einer Literaturrecherche werden im Folgenden die Auswirkungen des Direktzuganges in anderen Ländern recherchiert und die Ergebnisse in den Faktoren Krankentagen, Dauer, Behandlungsbeginn, Episodenzahl, Kosten und Patientenakzeptanz untergliedert dargestellt und strukturiert. Außerdem wird im theoretischen Abschnitt der aktuelle Stand der Physiotherapie in Deutschland beleuchtet. Dabei wird die Berufssituation dargestellt und ein Überblick über das aktuelle Meinungsbild zum Thema Direktzugang gegeben. Als Grundlage für die Methodik werden die Vorgaben für Ausbildungs- und Prüfungsinhalte der deutschen Physiotherapieausbildung beschrieben.

Im weiteren Schritt werden vier Fragestellungen und dazugehörige Hypothesen aufgestellt, die sich auf den vorangegangenen theoretischen Hintergrund beziehen. Darauf aufbauend wird das methodische Vorgehen konstruiert und dargestellt. Dieses wird in zwei Arbeitsschritte gegliedert und untersucht die Ausbildungsinhalte der deutschen Ausbildungsstruktur, der internationalen sowie der nationalen Bachelorstudiengänge. Desweiteren wird durch eine internationale Literaturrecherche nach Gesetzestexten und anderen strukturell-organisatorischer Bedingungen gesucht, welche die ausbildungsinhaltlichen Strukturen beeinflussen. Darauf aufbauend werden die Ergebnisse formuliert.

Die Darstellung der Ergebnisse erfolgt zunächst in der Unterteilung der untersuchten Ländern Australien, Neuseeland, Schweden und Finnland. Es wird dabei für jedes Land zunächst ein Überblick über die aktuelle Berufssituation, rechtliche Gegebenheiten zur Ausbildung, Ausbildungsinstitute und Ausbildungsinhalte gegeben. Im Anschluss werden Listen erstellt, die die Häufigkeit des Auftretens eines jeden Faches anzeigen. Die Ergebnisse werden dabei in zwei Teile strukturiert: dem Vergleich zwischen den Fächern der 'Ausbildungs- und Prüfungsverordnung für Physiotherapeuten' und den internationalen Curricula eines jeden Landes sowie dem Vergleich der internationalen Curricula zu den deutschen Bachelorcurricula. Nach der Auswertung der Curricula werden die Fragestellungen beantwortet und Hypothesen verifiziert oder falsifiziert.

Anschließend an die Ergebnisse folgt das Kapitel der Diskussion. Innerhalb der Diskussion wird das methodische Vorgehen innerhalb der Masterarbeit kritisch durchdacht. Auch die aus der Methodik resultierenden Ergebnisse werden durch die Autorin reflektiert. Abschließend findet eine allgemeine Diskussion statt, in der die Autorin Argumentationen und Ergebnisse in Bezug auf neue Literatur durchdenkt und Rückschlüsse auf die aktuelle Situation des Direktzuganges in Deutschland zieht. Danach erfolgt eine Zusammenfassung in der ein Fazit der vorliegenden Masterarbeit erfolgt.

Zur besseren Lesbarkeit wird in der vorliegenden Masterarbeit die männliche Form der Berufsbezeichnung verwendet und schließt damit jeweils die weibliche Form mit ein.

2 Theoretischer Hintergrund

In diesem Kapitel wird der Begriff Direktzugang bzw. Direct Access durch den Dachverband internationaler Physiotherapieverbände, der 'World Confederation of Physical Therapy' (WCPT), definiert. Es findet zudem eine tiefergehende Begriffserläuterung des Wortes statt. Es wird deutlich gemacht, warum der WCPT den Direktzugang für seine Mitgliedsverbände erreichen möchte. Zusätzlich wird ein kurzer geschichtlicher Ablauf über die Entstehung des Direktzuganges weltweit gegeben und welche Veränderungen damit einhergegangen sind. Anhand von internationalen Studien wird die Wirkungsweise des Direktzuganges dargestellt. Es werden sowohl positive als auch negative Faktoren beleuchtet.

Im anschließenden Teil wird ein Überblick zur aktuellen Berufssituation der Physiotherapeuten in Deutschland gegeben. Hierfür werden statistische Daten zu Stand und Entwicklung physiotherapeutischer Beschäftigungsverhältnisse in Deutschland dargestellt und die relevanten Gesetze angeführt. Dabei werden Ausbildungs- und Prüfungsinhalte mit Hilfe der 'Ausbildungs- und Prüfungsverordnung für Physiotherapeuten', kurz PhysTh-APrV, und des 'Gesetz über die Berufe in der Physiotherapie', auch Masseur- und Physiotherapeutengesetz genannt (MPhG), erläutert. Das Kapitel bietet ebenfalls einen Einblick zum Thema Direktzugang in Deutschland. Auch hier werden kritische Stimmen und Befürworter und deren Gründe benannt.

2.1 Begriffserläuterung und geschichtlicher Hintergrund

Es wird zunächst der Begriff des Direktzuganges definiert. Es werden die Gründe der WCPT dargestellt, warum der Direktzugang für Physiotherapeuten als wichtig angesehen wird. Weiterhin wird ein Überblick über die geschichtliche Entstehung des Direktzuganges gegeben. Hierbei bekommt der Leser einen Überblick über die Länder, die einen Direktzugang bereits durchführen.

2.1.1   Was bedeutet Direktzugang in der Physiotherapie?

Der Begriff Direktzugang geht auf die englischen Worte 'direct access' und 'self-referral' zurück (World Confederation for Physical Therapy, 2013c). In der deutschen Literatur wird zusätzlich zu der Formulierung Direktzugang auch der Terminus „Patientenselbstweisung" verwendet (Bury & Stokes, 2013). Flynn (2003) definiert Direktzugang als „the right of the public to direct consultation with physical therapists for examination, evaluation and intervention" (S. 102). Er erklärt Direktzugang somit als das Recht von Patienten einen Physiotherapeuten aufzusuchen, um eine Überprüfung und Bewertung von Symptomen und Intervention zu erhalten. Der Begriff wird also verwendet um den Patienten die Dienste eines Physiotherapeuten ohne vorherige Überweisung durch einen Arzt zu ermöglichen. Dazu gehören Patientenanamnese, Diagnostik und auch die Therapie (Bury & Stokes, 2013). Der Physiotherapeut, der einen Direktzugang praktiziert, wird in der Literatur auch als 'First-Contact Practitioner' (FCP) bezeichnet (Zalpour, 2008).

Auch der Dachverband internationaler Physiotherapieverbände, der 'World Confederation of Physical Therapy', beschreibt den Direktzugang als eine Möglichkeit, dem Patienten einen direkten Zugang zum Physiotherapeuten zu gewähren (World Confederation for Physical Therapy, 2013a). Dabei muss vorher kein Kontakt zu einem Arzt oder einer anderen Gesundheitsprofessionalität gegeben sein. Der Verband definiert 2011 außerdem das eigenständige Arbeiten von Physiotherapeuten als „die Befähigung, Entscheidungen über das Management bzw. die Behandlung von Patienten auf der Grundlage der eigenen berufsspezifischen Kenntnisse und Erfahrungen zu treffen" (World Confederation for Physical Therapy, 2011b). Darunter versteht der Weltverband auch den physiotherapeutischen Direktzugang für Patienten.

Mit der Einführung des Direktzuganges möchte der WCPT die berufliche Eigenständigkeit und Autonomie der Physiotherapeuten stärken. Der WCPT setzt sich seit Mitte der 90er Jahre auf internationaler Ebene für den Direktzugang ein. Der Dachverband hat sich zur Aufgabe gemacht, den Direktzugang in allen seinen Mitgliedsstaaten umzusetzen (World Confederation for Physical Therapy, 2013c).

2.1.2   Die Entwicklung des Direktzuganges in anderen Ländern

Die weltweite Entwicklung des Direktzuganges begann in den 1970er-Jahren in Australien (Beyerlein et al., 2011). Durch die Abhängigkeit von Ärzten und dem Wunsch nach Autonomie entstand ein Forschungszweig, der den Therapeuten ein ständig ansteigendes Wissen erbrachte (World Confederation for Physical Therapy 2011a). Berufsverbände, die den Direktzugang ausführen wollten, entwickelten zur Patientensicherheit einen Verhaltenscodex und setzten sich mit den Themen Haftung und Recht auseinander. Eines der ersten Modelle für den Direktzugang wurde beim US-amerikanischen Militär angewandt um die Versorgung verletzter Personen zu optimieren. Der wichtigste Faktor war dabei die Zeit, da die Soldaten schnell wieder einsatzbereit gemacht werden sollten.

Bislang haben sieben westliche WCPT-Mitgliedsländer den vollständigen Direktzugang. Dies bedeutet, dass sowohl im privaten als auch im öffentlichen Sektor ohne Überweisung von einem Arzt ein Physiotherapeut aufgesucht werden kann. In anderen westlichen Staaten gibt es den Direktzugang nur für Privatversicherte. Die sieben Länder sind: Australien, die Niederlande, Großbritannien, Schweden, Finnland, Neuseeland und einige Bundesstaaten in den USA (siehe Tab.1: Übersicht über die WCPT-Länder mit vollständigen Direktzugang).

Tabelle 1: Übersicht über die WCPT-Länder mit vollständigen Direktzugang (Quelle: Beyerleich et al. (2011); Chartered Society of Physiotherapy (2015); Finlands Fysioterapeuter (2013); Goodman und Snyder (2007); Leinich (2014); Leemrijse et al. (2008); Physiotherapy Board New Zealand (2015a))

Land	Zeitpunkt
Australien	1976
USA (je nach Bundesstaat)	1983 (und später)
Neuseeland	1992
Schweden	2004
Finnland	2005
Niederlande	2006
Großbritannien	2006

Dabei führt Australien seit 1976 den Direktzugang durch und ist damit das Land, das weltweit am längsten dieses System praktiziert (Beyerlein et al., 2011; Semmelweiß, 2010). Als erstes europäisches Land hat Schweden 2004 den vollständigen Direktzugang erhalten (Leinich, 2014).

2.2 Direktzugang und seine Auswirkungen

In diesem Abschnitt werden die im Rahmen einer Literaturrecherche gefundenen Studien und Erfahrungsberichte dargestellt. Es wird ein Überblick über die Wirkungsweise und Effektivität des Direktzuganges auf das Gesundheitssystem gegeben. Dabei werden vor allem die Faktoren Krankentage, Kosten, Behandlungsbeginn, Behandlungs-dauer und Behandlungsepisode sowie Patientenakzeptanz untersucht.

2.2.1 Krankentage, Dauer, Behandlungsbeginn und Episondenzahl

International existieren Studien und Erfahrungsberichte nur aus den Ländern, die den Direktzugang bereits durchführen. Es wird deutlich, dass durch alternde Bevölkerungen und der Chronifizierung von Erkrankungen die Anzahl von erkrankten Menschen zunimmt. Daraus resultiert ein Anstieg der Behandlungsfälle bei Ärzten und Physiotherapeuten (Swinkels, 2014). Eine Studie, die eine fünf Jahres-Entwicklung nach der Einführung des Direktzugang in den Niederlanden untersucht hat, zeigt, dass die Arbeitsbelastung für Ärzte konstant bleibt, die Anzahl der behandelten Patienten in den Physio-the-rapiepraxen jedoch steigt. Die steigende Zahl an Behandlungen lässt sich auf die oben genannten Entwicklungen (steigende Anzahl älterer Menschen und Zunahme chronischer Erkrankungen) zurückführen (Swinkels, 2014).

Aus den Ergebnissen der Studie von Holdsworth und Webster (2004), wird deutlich, dass Probanden, die den Direktzugang nutzten, schneller arbeitsfähig waren als diejenigen, die zunächst einen Arzt aufgesucht hatten. Dies geht auf eine Untersuchung in Schottland zurück. Dort wird in einigen Landbezirken der Direktzugang bereits umgesetzt. Auch die Anzahl der Arztbesuche reduziert sich, wenn ein Direktzugang zu einem Physiotherapeuten möglich ist (Holdsworth & Webster, 2004; Zigenfus, Yin, Giang & Fo-garty, 2000). Weiterhin kann die Zeitspanne vom Auftreten der Symptome bis zur ersten physiotherapeutischen Intervention durch einen Direktzugang verringert werden (Leemrijse, Swinkels & Veenhof, 2008). Durch die verkürzte Zeitspanne wird eine schnellere Besserung des Gesundheitszustandes des Patienten erreicht. Probanden, die in der gleichen Studie zunächst einen Arzt konsultiert hatten, waren im Vergleich länger krank. Die Ergebnisse beziehen sich auf eine Untersuchung in den Niederlanden (Leemrijse, Swinkels & Veenhof, 2008).

In einer Review von Robert und Stevens (1997) zeigen die Ergebnisse, dass die Wartezeit bei Physiotherapeuten und deren erste Behandlungstermine deutlich geringer ist als die Wartezeit und Behandlung bei einem Arzt. Durch den zeitnahen Behandlungsbeginn in der Physiotherapie sind die Erholungszeiten bei einem Direktzugang schneller, als bei denjenigen Probanden, die zunächst einen Arzt aufsuchen. Die verkürzte Wartezeit innerhalb des Direktzuganges führt zu einer schnelleren Genesung und die berufliche Tätigkeit kann früher aufgenommen werden (Robert & Stevens, 1997). Dadurch fallen im Gesundheitssystem geringere Kosten pro Patient an (Holdsworth, Webster & McFadyen, 2007; McCallum & DiAngelis, 2012; Robert & Stevens, 1997). Die Kosten-einsparungen sind bei den 3.000 untersuchten Probanden der Studie in den Bereichen der Medikamentenversorgung, Röntgendiagnostik und Krankenhausaufenthalten zu verzeichnen (Holdsworth, Webster & McFadyen, 2007).

2.2.2 Kosten

Mitchell und Lissovoy (1997) untersuchten die Auswirkungen eines Direktzuganges für Physiotherapeuten im US-Bundesstaat Maryland im Zeitraum von 1989 bis 1993. Ihre Studie kommt zu den Ergebnissen, dass durch einen physiotherapeutischen Direktzu-gang in den USA die Behandlungsepisode verkürzt wird. In dieser verkürzten Behand-lungsepisode benötigt ein Patient weniger medizinische Versorgung, wodurch eine geringere Anzahl von Arztdienstleistungen, wie z.B. dem Röntgen oder eine Sonografie, notwendig ist. Die Behandlungskosten derjenigen Probanden, die in dieser Studie durch den Direktzugang eine Behandlung erhalten haben, liegen im Jahr 1993 bei 1.004 US$. Während die Behandlungskosten bei den Probanden, die zunächst einen Arzt konsultierten, im selben Jahr bei 2.236 US$ lagen. Die Behandlungsepisoden, die durch einen Arzt betreut werden, sind somit doppelt so teuer wie die Behandlungsepisoden, die durch physiotherapeutischen Direktzugang entstehen (Mitchell & Lissovoy, 1997). Shoemaker (2012) bestätigte im Wesentlichen die von Mitchell und Lissovoy ermittelten Resultat. Auch er kommt zu dem Resultat, dass es zu einer Reduzierung von Kosten im Gesundheitswesen kommt, wenn die Einführung des Direktzuganges ermöglicht wird. Das Resultat geht dabei auf eine Untersuchung im US-Bundesstatt Michigan zurück (Shoemaker, 2012).

Auch Bury und Stokes (2013) unterstützen in ihrer Studie die Aussage von Mitchell und Lissovoy (1997). So kommen sie anhand einer Untersuchung in den EU-Ländern mit Direktzugang zu dem Ergebnis, dass es durch den Direktzugang zur physiotherapeutischen Behandlung zu einer Verringerung von Behandlungseinheiten kommt. Dadurch werden die Gesamtkosten reduziert (Bury & Stokes, 2013; Ojha, Snyder & Davenport, 2014).

2.2.3 Patientenakzeptanz

In ihrer Studie im US-Bundesstatt Ohio, in dem seit 2004 der Direktzugang praktiziert wird, konnten McCallum und DiAngelis (2012) feststellen, dass 80 Prozent der 1.266 Befragten einen Direktzugang zu einem Physiothera-peuten bei Bedarf nutzen würden oder bereits genutzt haben. Auch Scheele et al. (2014) können anhand ihrer Untersuchung für den Zeitraum von 2006 bis 2009 in den Niederlanden die Aussage unterstützen, dass die Bevölkerung den Direktzugang nutzt oder bei Bedarf nutzen möchte. Der Direktzugang ist in den Niederlanden seit 2006 erlaubt (siehe Anhang 3). Es konnte festge-stellt werden, dass nach einem Jahr der Durchführung des Direktzuganges 28,9 Prozent aller registrierten Patienten mit unspezifischen Rückenschmer-zen durch den Direktzugang bei Physiotherapeuten behandelt wurden. Im Jahre 2009 waren es bereits 52,1 Prozent derjenigen Patienten mit der Diag-nose 'unspezifischer Rückenschmerz', die direkt durch den Direktzugang zu einem Physiotherapeuten gelangt sind. Die Anzahl der bei einem Arzt zuerst behandelnden unspezifischen Rückenschmerzpatienten ging damit von 2006 bis 2009 von 71,1 Prozent auf 47,9 Prozent zurück. Ebenso sank die Zahl der Behandlungseinheiten und Behandlungsepisoden bei den Direktzugang-Patienten (Scheele et al., 2014).

Hackett, Bundred, Hutton, O`Brien und Stanley untersuchten bereits im Jahre 1993 in zwei Landkreisen in Großbritannien die Zufriedenheit von 401 Probanden mit Direktzu-gang und vorheriger Arztkonsultation. Es wurden zwei Landkreise gewählt, in dem der Direktzugang bereits durchgeführt wird. Die Ergebnisse zeigen, dass neun Prozent der Befragten eine höhere Zufriedenheit aufweisen, wenn sie den Direktzugang nutzen konnten als diejenigen, die zunächst den Arzt konsultierten (Hackett, Bundred, Hutton, O`Brien & Stanley, 1993). Dieses Ergebnis ist umso bemerkenswerter, als oftmals keine oder nur unzureichenden Kenntnisse über den Direktzugang vorliegen. So konnte in zwei Studien aus den USA und Schottland festge-stellt werden, dass mehr Aufklrungsarbeit zu leisten ist. Denn Patienten wis-sen oftmals nicht, was der Direktzugang beinhaltet und welche Aufgabenge-biete und Fähigkeiten Physiotherapeuten besitzen (McCall-um & DiAngelis, 2012; Webster, Holdsworth, McFadyen & Little, 2008). Auch Beyerlein, Stieger und v. Wietersheim (2011) in Deutschland sowie Jette, Ardleigh, Chandler und McShea (2006) aus den USA sprechen sich für eine Stärkung der Profession Physiotherapie aus. So sollen der Direktzugang und die dazugehörige Aufklärung weiterverbreitet werden. Denn die Physiotherapeuten, so Flynn (2003) in seiner Studie aus den USA, sind für den Direktzugang ausreichend qualifiziert.

2.2.4 Zusammenfassung der vorliegenden Literatur

Zur besseren Übersicht werden die wichtigsten Ergebnisse der recherchierten Studien zusammengefasst. Dabei werden die untersuchten Faktoren Krankentage, Kosten, Behandlungsbeginn, Behandlungsdauer und Behandlungsepisode sowie Patientenakzeptanz den jeweiligen Studien zugeordnet (siehe Tab.2: Zuordnung der untersuchten Faktoren in Bezug zu den recherchierten Studien). Der Effekt bezieht sich dabei auf das Vorliegen eines Direktzuganges zur Physiotherapie.

Tabelle 2: Zuordnung der untersuchten Faktoren in Bezug zu den recherchierten Studien (Quelle: eigene Darstellung)

Faktor	Studie
Reduktion der Krankentage	Holdsworth & Webster (2004)
	Robert & Stevens (1997)
Reduktion der Behandlungskosten	Bury & Stokes (2013)
	Holdsworth, Webster & McFadyen (2007)
	McCallum & DiAngelis (2012)
	Mitchell & Lissovoy (1997)
	Ojha, Snyder & Davenport (2014)
	Robert & Stevens (1997)
Behandlungsdauer/ Behandlungsepisode verkürzt	Bury & Stokes (2013)
	Mitchell & Lissovoy (1997)
	Zigenfus, Yin, Giang & Fogarty (2000)
Schnellerer Behandlungsbeginn	Leemrijse, Swinkels & Veenhof (2008)
	Robert & Stevens (1997)
Patientenakzeptanz steigt	Hackett, Bundred, Hutton, O`Brien & Stanley (1993)
	McCallum & DiAngelis (2012)
	Scheele et al. (2014)

Es wird deutlich, dass sechs Studien eine Reduktion der Behandlungskosten durch den Direktzugang feststellen konnten. Drei Studien unterstützen die Aussage, dass durch den Direktzugang die Behandlungsdauer verkürzt wird und die Anzahl der Behandlungen pro Jahr zurückgehen. Weitere drei Studien machen deutlich, dass die Bevölkerung den Direktzugang akzeptiert und stetig mehr nutzt. Es wird allerdings in den Studien von McCallum und Di-Angelis (2012), Webster, Holdsworth, McFadyen und Little (2008) sowie Jette, Ardleigh, Chandler und McShea (2006) auch darauf hingewiesen, dass eine intensivere Aufklärungsarbeit geleistet werden muss. Denn viele Bürger wissen nicht, was der Direktzugang ist und welche Fähigkeiten die Physiotherapeuten besitzen.

Die Studien von Leemrijse, Swinkels und Veenhof (2008) sowie Robert und Stevens (1997) zeigen einen schnelleren physiotherapeutischen Behandlungsbeginn bei einem Direktzugang. Ebenfalls wurde durch zwei Studien bestätigt, dass die Anzahl der Krankentage durch den Direktzugang reduziert werden kann.

2.3 Physiotherapie in Deutschland

Es sollen in diesem Kapitel einige empirische Angaben zur aktuellen Situation der Physiotherapeuten bzw. der Physiotherapie in Deutschland gemacht werden. Weiterhin wird das Thema Direktzugang in Deutschland aufgegriffen und ein Meinungsbild von Ärzten und Physiotherapeuten dargestellt. Es wird ebenfalls auf ein Modellprojekt eingegangen, das von 2001 bis Ende 2015 läuft. Zum Abschluss des Kapitels werden Ausbildung- und Prüfungsinhalte in Bezug auf das 'Gesetz über die Berufe in der Physiotherapie' und die 'Ausbildungs- und Prüfungsverordnung für Physiotherapeuten' von 1994 beschrieben.

2.3.1   *Aktueller Stand zur Berufssituation in Deutschland*

In diesem Kapitel soll der Beruf des Physiotherapeuten und dessen Gesetzmäßigkeiten in Deutschland dargestellt werden. Es wird die berufliche Situation der Physiotherapeuten in Deutschland beleuchtet sowie ein Überblick über die Ausbildungsmöglichkeiten und die Möglichkeiten für ein Studium gegeben. Es soll das Thema Heilmittelverordnungen durch Ärzte und ein Meinungsbild dazu dargestellt werden. Abschließend wird das Kapitel den aktuellen Stand des Direktzuganges in Deutschland beleuchten.

Die Berufsbezeichnung und Zulassung zum Physiotherapeuten wird in Deutschland in dem 'Gesetz über die Berufe in der Physiotherapie', auch Masseur- und Physiotherapeutengesetz (MPhG) genannt, geregelt (Bundes-

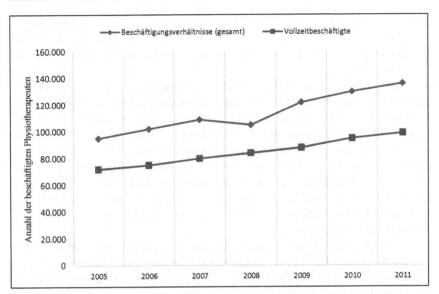

Abbildung 1:   Übersicht über die Entwicklung der Beschäftigungsverhältnisse in der Physiotherapie (Quelle: Deutscher Verband für Physiotherapie (2015)

ministerium für Justiz und Verbraucherschutz, 2011). Mit der Änderung des Berufsrechts 1994 wurde der Begriff 'Krankengymnast/in' in den Begriff 'Physiotherapeut/in' geändert, da dieser ebenfalls international vertreten ist. Zu den Aufgabenfeldern zählen laut dem Masseur- und Physiotherapeuten- gesetz die Prävention, Kuration und Rehabilitation von Patienten. Physiothe- rapeuten tragen somit in jeder Form der Erkrankung zur Genesung des Pati- enten bei.

In Deutschland gab es laut dem Deutschen Verband für Physiotherapie (2015), dem ZVK, im Jahre 2011 insgesamt etwa 136.000 Physiotherapeu- ten, die die Berufsbezeichnung durch das MPhG sowie den Fachschulen erhalten haben und aktuell beruflich tätig sind (siehe Abb.1: Übersicht über die Entwicklung der Beschäftigungsverhältnisse in der Physiotherapie). Zur Entwicklung der Beschäftigungsverhältnisse lässt sich sagen, dass die Zahl von etwa 95.000 Personen im Jahre 2005 auf 136.000 Personen im Jahre 2011 gestiegen ist. Somit ist die Anzahl der Beschäftigungsverhältnisse um über 40.000 oder 43,2 Prozent angestiegen und damit deutlich stärker als in anderen Berufsgruppen (Anstieg der sozialversicherungspflichtig Beschäftig- ten in Gesamtdeutschland im Zeitraum von 2005 bis 2011: 8,4 Prozent). Die 136.000 Physiotherapeuten arbeiten entweder selbstständig oder als Angestellte in einer der 37.390 bundesweit zugelassenen Praxen oder als Angestellte in Kliniken und Rehabilitationseinrichtungen. Damit ist der Beruf des Physiotherapeuten zu einem wichtigen Bestandteil des Dienstleistungssektors geworden.

Die positive Lage für diesen Beruf zeigt sich auch bei einem Blick auf die Arbeitslosigkeit. So waren im ersten Halbjahr 2015 bei der Bundesagentur für Arbeit nur 1.782 Physiotherapeuten arbeitslos gemeldet. Dies entspricht bei einer Gesamtanzahl von 136.000 Physiotherapeuten (Basis 2011) einer Arbeitslosenquote von 1,3 Prozent der bundesweiten Physiotherapeuten (Arbeitslosenquote Deutschland insgesamt im Juni 2015: 6,2 Prozent). Die Anzahl der arbeitslosen Physiotherapeuten nimmt dabei Jahr für Jahr stetig ab. So waren 2001 noch 3.275 Physiotherapeuten arbeitslos. Diese Zahl hat sich in den letzten 14 Jahren damit in etwa halbiert, bei einer steigenden Zahl an Physiotherapeuten insgesamt.

An den 266 Physiotherapieschulen erhalten jährlich über 6.000 Absolventen die Berufsurkunde. So waren es im Schuljahr 2012/2013 4.254 Frauen und 1.932 Männer, die die Abschlussprüfung erfolgreich bestanden haben. Insgesamt lässt sich allerdings ein rückläufiger Trend der Anzahl der Physiotherapieschüler erkennen (siehe Abb. 2: Anzahl der Physiotherapieschüler und deren Entwicklung). Waren deutschlandweit im Schuljahr 2007/2008 insgesamt 25.087 Physiotherapieschüler in allen drei Ausbildungsjahrgängen sank die Anzahl im Schuljahr 2011/2012 auf 22.557 Schüler.

Die Fachschulen haben für den Unterricht der Physiotherapieschüler bundesweit keinen einheitlichen Ausbildungsstandard oder Curriculum, sondern richten sich nach dem Inhalt der 'Ausbildungs- und Prüfungsverordnung für Physiotherapeuten' (Bundesärztekammer, 2009), in dem die Fächer und Stundenangaben gelistet sind (siehe Anhang 1 und 2). Ihr genauer Inhalt wird zu einem späteren Zeitpunkt näher erläutert. Zusätzlich zu den Fachschulen ist es in Deutschland seit 2001 möglich, den Bachelor für Physiotherapie zu erwerben (Deutscher Verband für Physiotherapie, 2013). Seit 2006 gibt es die ersten Masterstudiengänge in Deutschland.

Die Anzahl der Hochschulabgänger ist jedoch im Vergleich zu den Absolventen der Fachschulen gering. So liegt die Anzahl der Bachelorabsolventen laut der Hochschulbefragung 2013 im Zeitraum von 2003 bis 2013 bei 2.759 Personen, die Anzahl der Masterabsolventen im Zeitraum von 2006 bis 2013 liegt bei 167 Personen (Deutscher Verband für Physiotherapie, 2013). Das Bachelorstudium ist in drei Varianten durchführbar. Seit 2009 kann der Bachelor in Physiotherapie auch ohne Fachschulausbildung in einem grund-

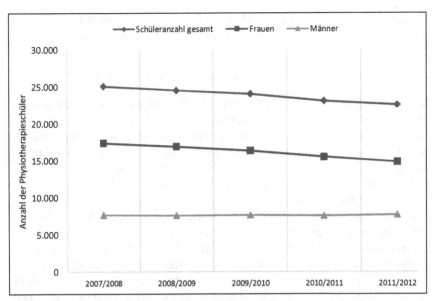

Abbildung 2:   Anzahl der Physiotherapieschüler und deren Entwicklung (Quelle: Deutscher Verband für Physiotherapie (2015))

ständigen Studium erlangt werden. Ausbildungsintegrierend kann ebenfalls parallel das Bachelorstudium durchlaufen werden. Die dritte Variante beinhaltet Ausbildung und Studium nacheinander. Das bedeutet, dass zunächst die dreijährige Ausbildung abgeschlossen ist, ehe das Studium begonnen wird.

Physiotherapeuten zählen in Deutschland genauso wie die Ergotherapeuten und Logopäden zu den Heilhilfsberufen. Diese gehören zu den therapeutischen Berufen der Gesundheitsfachberufe, die Patienten nicht ohne deren vorherige Arztkonsultation behandeln dürfen. Die Physiotherapeuten sind damit in Deutschland dem behandelnden Arzt gegenüber weisungsabhängig. Dies bedeutet, dass die Physiotherapeuten in Deutschland erst dann einen Patienten behandeln dürfen, wenn eine dementsprechende Heilmittelverordnung von einem Arzt vorliegt. Auch die Frequenz der Behandlung sowie das Heilmittel werden vom Vertragsarzt festgelegt. Gesetzlich ist diese Regelung im SGB V, dem fünften Sozialgesetzbuch (2014), enthalten. Dort ist festgelegt, dass der Arzt Diagnose, Heilmittel, Frequenz und Dauer der physiotherapeutischen Behandlung vorgibt, da dieser die Kompetenz zur Differentialdiagnose besitzt (Sozialgesetzbuch, 2014). Dies bedeutet, dass er alleine über die diagnostischen Mittel und das notwendigen Wissen verfügt um auch andere Erkrankungen mit ähnlichen Symptomen auszuschließen.

2.3.2   Meinungsbild in Deutschland zum Thema Direktzugang

In diesem Kapitel werden die Stimmen der Befürworter und Gegensprecher zum Thema Direktzugang in Deutschland dargestellt. Die Ärzte positionieren sich dabei als Gegensprecher. Sie begründen ihre Meinung damit, dass sie das Wissen der Physiotherapeuten als nicht ausreichend ansehen, differentialdiagnostisch korrekt zu agieren und die richtige Behandlungsmethode zu wählen. So hat sich die Bundesärztekammer (2009) aus den vermeintlichen Gründen der Patientensicherheit gegen den Direktzu-gang für Physiotherapeuten ausgesprochen. Auf dem 112. Deutschen Ärztetag im Mai 2009 hielten die teilnehmenden Ärzte in ihrem Protokoll fest, dass Physiotherapeuten aufgrund ihrer lediglich nur drei Jahre dauernden Berufsausbildung nicht die umfassende differentialdiagnostische Kompetenz besitzen um die diagnostisch-therapeutische Methodenauswahl ohne Patientengefährdung durchführen zu können. Im Vergleich dazu stellen sie ihre etwa elfjährige Aus- und Weiterbildung als Arzt, wodurch sie ein erweitertes Wissen im Vergleich zu einem Physiotherapeuten erlangen können. Sie sehen vielmehr eine spezifische Kompetenz zur Befunderhebung und Therapie im Rahmen der berufsfeldbezogenen Aufgaben. Dabei verwiesen sie auf die Inhalte der 'Ausbildungs- und Prüfungsverordnung für Physiotherapeuten' (Bundesärztekammer, 2009).

Auch die 'Deutsche Gesellschaft für Orthopädie und Unfallchirurgie e.V.', kurz DGOU, sprach sich 2015 in einer Pressemitteilung gegen den geplanten Direktzugang für Physiotherapeuten aus. So sehen die Mitglieder der DGOU die Qualität und Sicherheit der Gesundheitsversorgung als nicht mehr gegeben an, wenn der Direktzugang für Physiotherapeuten möglich wäre. Ebenso bezweifeln sie die Einsparpotentiale, die mit der Einführung des Direktzuganges einhergehen könnten. Physiotherapeuten, so die DGOU, sind in ihren Kenntnissen und Fähigkeiten, wenn es um die Analyse eines Blutbildes und die Interpretation von Röntgenbildern geht, nicht ausreichend geschult. Dementsprechend sind sie in ihren diagnostischen Möglichkeiten den Ärzten unterlegen (Deutsche Gesellschaft für Orthopädie und Unfallchirurgie e.V., 2015).

Im Gegensatz dazu sehen die Befürworter des Direktzuganges dadurch eine Möglichkeit zur Weiterentwicklung des Gesundheitssystems. In einer von Beyerlein, Stieger und v. Wietersheim (2011) erstellten und in Deutschland durchgeführten Meinungsumfrage befürworten 75,7 Prozent der befragten Physiotherapeuten den Direktzugang. Dabei würden sich 61,8 Prozent der Befragten die Durchführung des Direktzuganges durchaus zutrauen. Es sind in der Mehrzahl die Physiotherapeuten aus dem orthopädischen Arbeitsbereich, die sich für den Direktzugang aussprechen (Beyerlein, Stieger & v. Wie-tersheim, 2011). Die Verbände der Physiotherapeuten in Deutschland haben ebenfalls eine Mitgliederbefragung durchgeführt und Positionspapiere entworfen, in denen sie sich ausdrücklich für den Direktzugang aussprechen. Unterstützt wird dies durch ein Positionspapier der CDU/CSU, in dem die Mitglieder der AG Gesundheit die Aufwertung des Berufstandes fordern (AG Gesundheit, 2015). Dazu gehört unter anderem der Direktzugang in Bezug auf die physiotherapeutische Behandlung.

Potenzial sieht die AG Gesundheit (2015) auch in dem Modell der Direktkrankenkasse 'BIG direkt gesund' und dem Bundesverband selbstständiger Physiotherapeuten (IFK). In diesem Modellprojekt wird aktuell ein Teil des Direktzuganges erprobt (Versorgungsforschung Deutschland, 2014). Seit Januar 2011 ist es Physiotherapeuten in 40 Modellpraxen in den Regionen Westfalen-Lippe (Nordrhein-Westfalen) sowie in Berlin gestattet, die Art, Dauer und Frequenz der Behandlung festzulegen. Sie dürfen dies bei Versicherten der Direktkrankenkasse 'BIG direkt gesund' anwenden, die vom Arzt eine Heilmittelverordnung mit dem Indikationsschlüssel 'WS1', 'WS2' oder 'EX1', 'EX2' oder 'EX3' erhalten haben. Eine Überweisung vom Arzt und somit auch die Diagnose müssen vorliegen, über die Behandlung entscheidet der Physiotherapeut. Ziel ist es zu untersuchen, wie sich die Autonomie der Physiotherapeuten auf Qualität und Kosten der Behandlung auswirkt. Die Untersuchung findet dabei randomisiert bei der Modellgruppe im Vergleich zur Kontrollgruppe statt. Die Datenbank der Versorgungsforschung Deutschland zeigt Zwischenergebnisse der Studie. So konnten Teilnehmer der Modell-gruppe im Vergleich zu den Teilnehmern der Kontrollgruppe stärker von der Behandlung profitieren. Ebenso weisen die Probanden in der Modellgruppe weniger Schmerzen und schneller eine höhere Lebensqualität nach der Behandlung auf. Auch die Kosten sind in der Modellgruppe niedriger. Weitere Untersuchungen folgen noch, da das Modellvorhaben noch bis Ende des Jahre 2015 laufen wird (Versorgungsforschung Deutschland, 2014).

Verbesserungsbedarf sieht die AG Gesundheit (2015) jedoch noch in den Ausbildungsstandards. Sie möchte die Qualität der Ausbildung anheben und notwendige Zusatzqualifikationen in den Curricula integrieren. Dazu würde die Schulung von Patientenscreening, der Diagnosestellung und daraus resultierend die Verordnungskompetenz zählen. Diese Kompetenzen werden derzeit unabhängig von der physiotherapeutischen Ausbildung in der Ausbildung zum sektoralen Heilpraktiker angeboten. Denn wer diese Zusatzausbildung hat, kann in Deutschland zum jetzigen Zeitpunkt unabhängig vom SGB V agieren und ohne Weisungsabhängigkeit vom Arzt arbeiten. So können Physiotherapeuten mit der Ausbildung zum sektoralen Heilpraktiker seit 2009 den Beruf der Physiotherapie als abgrenzbaren Heilberuf ausüben, ohne eine Verordnung eines Arztes haben zu müssen (Fortmann, 2015). Der Physiotherapeut erhält durch die zusätzliche Ausbildung zum sektoralen Heilpraktiker die Fähigkeit, wie Ärzte differentialdiagnostisch zu handeln und Diagnosen zu stellen (Richter, 2015). Physiotherapeuten können somit im Direktzugang arbeiten, müssen jedoch die zusätzliche Ausbildung zum (sektoralen) Heilpraktiker absolvieren. Die AG Gesundheit (2015) fordert nun, diese Qualifikationen direkt in die Ausbildung der Physiotherapeuten zu integrieren, sodass diese auch ohne zusätzliche sektorale Heilpraktikerausbildung weisungsunabhängig handeln können.

Auch der Spitzenverband der Heilmittelverbände e.V. (SHV), der unter anderem die Interessen der Physiotherapieverbände Bundesverband selbstständiger Physotherapeuten (IFK), Deutscher Verband für Physiotherapie (ZVK) und Verband Physikalische Therapie (VPT) vertritt, sieht Potenzial in einem Direktzugang für seine Mitglieder. Dieser fordert neue Bildungs- und Qualifikationswege um die berufliche Autonomie der Physiotherapeuten in Deutschland zu stärken. Dabei wird der Direktzugang als Ziel genannt (Krüger-Brand, 2014). Jäger (2012) beschreibt, dass Ärzte weniger qualifiziert in dem Verschreiben der Physiotherapieverordnung sind, da sie weniger gut die Therapie-art und Frequenz der Behandlung im Vergleich zu Physiotherapeuten einschätzen können. Auch Liu und Fletcher (2006) unterstützen die Aussagen von Jäger. Sie zeigen auf, dass die genannten Diagnosen und Therapiearten auf den Verordnungen ungenau sind. Dadurch sind die Physiotherapeuten gezwungen, sich selbstständig eine Diagnose zu erarbeiten und weitere Schritte in der Therapieentscheidung eigenverantwortlich zu entwickeln (Jäger, 2012; Liu & Fletcher, 2006). Das bedeutet, dass Physiotherapeuten somit gezwungen sind, die Erstellung der Diagnose und die Wahl der Therapieart zu überdenken und gegebenenfalls zu übernehmen, obwohl diese Aufgabe rechtlich gesehen in den Händen der Ärzte liegt (Küther, 2014).

2.3.3 Ausbildungs und Prüfungsinhalt in Deutschland

In diesem Kapitel sollen die Ausbildungsinhalte der Fachschulen in Deutschland und deren Gesetzmäßigkeiten beschrieben werden. Ebenso werden Prüfungsinhalte und der Ablauf des Examens dargestellt. Die aktuelle Anzahl der Fachschulen liegt bei 266 Schulen im gesamten Bundesgebiet (Deutscher Verband für Physiotherapie, 2015). Diese sind in ihren Ausbildungsinhalten an die 'Ausbildungs- und Prüfungsverordnung für Physiotherapeuten', kurz PhysTh-APrV, gebunden (Bundesministerium für Justiz und Verbraucherschutz, 2013). Diese wurde im Jahre 1994 verabschiedet. Mit dem Gesetz wurde die Berufsbezeichnung 'Krankengymnast/in' durch 'Physiotherapeut/in' ersetzt, die international auch geläufig und durch den WCPT verbreitet ist (Bundesministerium für Justiz und Verbraucherschutz, 2011). Für die Zulassung zur Ausbildung benötigen die Anwärter mindestens die mittlere Reife und müssen mindestens 16 Jahre alt sein.

2.3.3.1 Vorgaben zum Ausbildungsinhalt

Die Prüfungsverordnung beschreibt allgemeine Vorschriften zum Thema Aubildungsinhalte und legt die Anzahl der Unterrichtsstunden fest (Bundesministerium für Justiz und Verbraucherschutz, 2013). Der theoretisch-praktische Unterricht in den Fachschulen ist mit einem Umfang von 2.900 Stunden festgelegt, die praktische Ausbildung ist in 1.600 Stunden innerhalb von drei Jahren zu absolvieren (siehe Anhang 1). Bei einer möglichen Umschulung vom 'Masseur und medizinischer Bademeister' zum Physiotherapeuten gilt die reduzierte Stundenzahl von 1.400 Stunden im theoretisch-praktischen Unterricht, sowie 700 Stunden in der praktischen Ausbildung. Die Umschulung kann, je nach Fachschule, in neun, zwölf oder 18 Monaten absolviert werden.

Die praktische Ausbildung für Physiotherapieschüler findet als Praktikum in Facheinrichtungen (Praxen, Kliniken und Rehabilitationseinrichtungen) statt. Sie beinhaltet dabei Fachpraktika, die in sieben Bereichen absolviert werden müssen. Dazu gehören Chirurgie, Innere Medizin, Orthopädie, Neurologie, Pädiatrie, Psychiatrie und Gynäkologie. Diesen ist eine bestimmte Mindeststundenzahl zugeordnet (siehe Anhang 2). Genaue Inhalte, wie zum Beispiel zu behandelnde Krankheitsbilder, werden nicht festgelegt.

Die Praktika, die im praktischen Teil der Ausbildung zu absolvieren sind, werden „außerhalb des Lehrgangs an einem zur Annahme von Praktikanten ermächtigtem Krankenhaus unter Aufsicht eines Krankengymnasten oder eines Physiotherapeuten und unter ärztlicher Verantwortung" durchgeführt (Bundesministerium für Justiz und Verbraucherschutz, 2013). Welche Stundenanzahl als Betreuungszeit von den in den Praktikaeinrichtungen arbeitenden Physiotherapeuten für die Schüler bereitgestellt werden muss, ist im Gesetz nicht geregelt. Der genaue Praktikumsablauf ist ebenfalls nicht durch das Gesetz geregelt. Die Fachschulen können somit individuell die Durchführung und den Ablauf festlegen. Eine Betreuung im Praktikumszeitraum durch eine an der Fachschule angestellte Lehrkraft ist durch das Gesetz vorgegeben. Diese Fachkraft muss einmal in der Woche für zwei Stunden den Schülern zur Verfügung stehen und diese im Praktikum betreuen. Dieser Aspekt wird nicht in jedem Bundesland, wie zum Beispiel in Niedersachsen, berücksichtigt. Die Praktikumszeit kann insgesamt eine Dauer von bis zu zwölf Monaten annehmen (Bundesministerium für Justiz und Verbraucherschutz, 2013).

Die Unterrichtsstunden der theoretisch-praktischen Fächer sind in der 'Ausbildungs- und Prüfungsverordnung für Physiotherapeuten' mit den zu behandelnden Inhalten aufgelistet. Diese finden an den Fachschulen direkt statt. Ein einheitliches, deutschlandweit gültiges Curriculum liegt nicht vor. In der Anlage der PhysTh-APrV wird eine Mindeststundenzahl den Unterrichtsfächern zugeordnet. Eine vorgeschriebene oder empfohlene Abfolge der Unterrichtsfächer wird nicht genannt.

Sowohl die 'Ausbildungs- und Prüfungsverordnung für Physiotherapeuten' als auch das 'Masseur- und Physiotherapeutengesetz' machen keine Angaben zu den Lehrkräften. Es wird keine Voraussetzung oder Qualifikation genannt, die eine Fachkraft für die Ausbildung der Schüler besitzen muss. Lediglich für das Examen werden Personen aufgelistet, die bei der Prüfung anwesend sein müssen. Festgelegt ist, dass zu dem Prüfungsausschuss mindestens ein Arzt, entweder eine Lehrkraft mit dem Abschluss als Physiotherapeut oder ein (Diplom-)Medizinpädagoge mit dem Abschluss als Physiotherapeut und eine weitere Lehrkraft, die an dieser Fachschule arbeitet, gehören muss (Bundesministerium für Justiz und Verbraucherschutz, 2013). Da die Qualifikation der Lehrer nicht gesetzlich geregelt ist, haben die Bundesländer eine Regelung entworfen (Deutscher Verband für Physiotherapie, 2014). In der Bundesländerregelung zur Qualifikation von Lehrkräften in der Physiotherapieausbildung fordert der ZVK mit den zuständigen Landesbehörden die ansässigen Fachschulen zur Einhaltung einer Vielzahl von Qualifikationen und Voraussetzungen an Lehrkraft und Schulleitungen auf. Beispielsweise fordern die neuen Bundesländer zunehmend einen Hochschulabschluss oder eine pädagogische Zusatzausbildung von ihren Lehrkräften. Die alten Bundesländer setzen dies nicht dringend voraus (Deutscher Verband für Physiotherapie, 2014).

2.3.3.2 Vorgaben zur Prüfung

Die Prüfung erfolgt nach der dreijährigen Ausbildung durch ein Staatsexamen. Die zu prüfenden Fächer werden in der folgenden Tabelle dargestellt (siehe Tab. 3: Übersicht der zu leistenden Prüfungen im Rahmen des physiotherapeutschen Staatsexamens). Dabei erfolgt eine schriftliche Prüfung in vier Fächergruppen und drei mündliche Prüfungen. Spezielle Krankheitslehre beinhaltet in den schriftlichen, wie auch mündlichen Prüfungen der speziellen Krankheitslehre die Bereiche Orthopädie, Chirurgie, Neurologie, Gynäkologie, Innere Medizin und Pädiatrie. Innerhalb der mündlichen Prüfung wird ein Fach der speziellen Krankheitslehre im Zufallsprinzip dem Prüfling zugeteilt, innerhalb der schriftlichen Prüfung müssen alle Fächer bearbeitet werden. Die praktische Prüfung findet in der Fachschule und am Patienten statt. Diese werden in der 'Ausbildungs- und Prüfungsverordnung für Physiotherapeuten' in drei Prüfungsabschnitte gegliedert und beinhaltet die Fächer Behandlungstechniken, Bewegungserziehung, Massagetherapie, Elektrotherapie und Hydrotherapie. Die Vorbehandlung am Patienten erfolgt in zwei unterschiedlichen Fachbereichen (Bundesministerium für Justiz und Verbraucherschutz, 2013).

Wie bereits erwähnt, wird die Konstellation des Prüfungsausschusses durch die 'Ausbildungs- und Prüfungsverordnung für Physiotherapeuten' festgelegt. Es muss mindestens ein Arzt anwesend sein. Ebenso eine Lehrkraft, die an dieser Fachschule arbeitet und eine weitere Lehrkraft, die den Abschluss als Physiotherapeut besitzt oder ein Diplom in Medizinpädagogik mit dem Abschluss als Physiotherapeut vorweisen kann (Bundesministerium für Justiz und Verbraucherschutz, 2013).

Nach bestandener Prüfung durch den Prüfungsausschuss erfolgt laut der 'Ausbildungs- und Prüfungsverordnung für Physiotherapeuten' die Berufszulassung durch die Behörde für Gesundheit und Verbraucherschutz oder durch das Gesundheitsamt des Bundeslandes, in dem sich die Fachschule befindet (Bundesministerium für Justiz und Verbraucherschutz, 2013). Die Bildungshoheit ist in Deutschland dezentralisiert, daher gilt in jedem Bundesland eine unterschiedliche Regelung über die Zuständigkeit. Die Bildungshoheit liegt bei den Bundesländern.

Tabelle 3: Übersicht der zu leistenden Prüfungen im Rahmen des physiotherapeutischen Staatsexamens (Quelle: Bundesministerium für Justiz und Verbraucherschutz (2013))

Schriftliche Prüfung	**Fächergruppe I** Berufskunde/Gesetzeskunde/Staatskunde Psychologie/Pädagogik/Soziologie **Fächergruppe II** Physik & Biomechanik Trainingslehre Bewegungslehre **Fächergruppe III** Prävention & Rehabilitation Methodische Anwendungen **Fächergruppe IV** Spezielle Krankheitslehre
Mündliche Prüfung	Anatomie Physiologie Spezielle Krankheitslehre
Praktische Prüfung	**Prüfung I** Krankengymnastische Behandlungstechniken und Bewegungserziehung **Prüfung II** Massagetherapie, Elektro-, Licht- und Strahlentherapie, Hydro-, Balneo-, Thermo- und Inhalationstherapie **Prüfung III** Vorbehandlung am Patienten

3 Fragestellung und Hypothese

Im vorherigen Kapitel wurde deutlich gemacht, dass der Direktzugang ein aktuell diskutiertes Thema innerhalb der Physiotherapie ist. Der Direktzugang bringt dabei durchaus ökonomisch positive Aspekte für Patienten und das Gesundheitssystem mit sich. Daher sollte es auch für Deutschland relevant sein, den Direktzugang zur Physiotherapie einzuführen. Es scheint jedoch so, dass Physiotherapeuten in anderen Ländern ein breiteres Wissen besitzen, sodass sie den Direktzugang ohne Gefährdung der Patienten durchführen können. Es werden nun Fragestellungen und Hypothesen aufgestellt. Diese erschließen sich aus dem theoretischen Hintergrund.

Das Ziel der vorliegenden Masterarbeit ist es, durch eine internationale Literaturrecherche die Kompetenzen und das fachliche Wissen der Länder zu beleuchten, die den Direktzugang besitzen. Die Recherche wird begrenzt auf die vier Länder, die den vollständigen Direktzugang besitzen und den Direktzugang am längsten praktizieren. Außerdem müssen sie der WCPT angehören. Für die Recherche werden zwei europäische Länder und zwei nichteuropäische Länder herangezogen. Hierbei handelt es sich um Australien (Direktzugang 1976), Neuseeland (Direktzugang 1992), Schweden (Direktzugang 2004) und Finnland (Direktzugang 2005) (siehe Anhang 3). Um den Unterschied zu den deutschen Therapeuten feststellen zu können, werden zunächst die internationalen Hochschulcurricula mit den in Deutschland gesetzlich festgelegten Fächern der Ausbildung verglichen. Hierfür wird jeweils das kleinste Ausbildungs- und Studienniveau gewählt. In Deutschland ist es die Ausbildungsstruktur, die durch die 'Ausbildungs- und Prüfungsverordnung für Physiotherapeuten' festgelegt ist, in den nationalen Vergleichsländern die jeweiligen Bachelorstudiengänge im Fachbereich der Physiotherapie.

Die ermittelten und tabellarisch dargestellten Ergebnisse sollen im Anschluss in einem zweiten Arbeitsschritt mit den Curricula aller Bachelorstudiengänge aus Deutschland in Bezug gesetzt werden. Es wird dabei auf nationaler Ebene in primärqualifizierende und additive Studiengänge unterteilt. Dabei soll herausgearbeitet werden, ob die nationalen Bachelorstudiengänge die möglichen fachlichen Differenzen von der Ausbildung in Deutschland und den internationalen Standard der Bachelorstudiengänge überbrücken können und somit eine fachliche Basis für einen Direktzugang in Deutschland geschaffen werden könnte. Dazu sollen im Rahmen der Masterarbeit folgende vier Forschungsfragen und vier Hypothesen untersucht werden.

Zunächst soll untersucht werden, welchen Berufsabschluss die Physiotherapeuten im internationalen Vergleich erwerben. Dabei stellt sich folgende Frage:

Frage I: Welcher Abschluss befähigt Physiotherapeuten in den Ländern, die einen vollständigen Direktzugang haben, den Beruf eines Physiotherapeuten auszuüben?

Hypothese I: Im internationalen Vergleich lässt sich feststellen, dass alle Länder mit einem vollständigem Direktzugang zur Physiotherapie das Studium als Ausbildungsstruktur für Physiotherapeuten gesetzlich verankert haben. Als Grundvoraussetzung zur Berufszulassung ist ein Bachelorabschluss im Bereich der Physiotherapie notwendig.

In einem weiteren Arbeitsschritt soll die gesetzliche Regelung, die für Inhalte und Durchführung der Physiotherapieausbildung ausschlaggebend sind, im internationalen Vergleich recherchiert und untersucht werden. Darauf aufbauend legt die Autorin folgende Hypothese und Fragestellung fest:

Frage II: Welche Unterschiede in der Regelung der Ausbildungsinhalte lassen sich im internationalen Vergleich feststellen?

Hypothese II: Im internationalen Vergleich wird sichtbar, dass die Ausbildungsinhalte auf Länderebene und somit auch für die Curricula der Hochschulen einheitlich festgelegt sind.

Weiterhin soll untersucht werden, inwieweit sich die Ausbildungsinhalte im internationalen Vergleich unterscheiden. Dafür werden durch die Autorin folgende Frage und Hypothese formuliert:

Frage III: Welche Kompetenzen erlangen Physiotherapeuten durch die Ausbildung in den untersuchten Ländern, sodass diese den Direktzugang erhalten haben?

Hypothese III: Physiotherapeuten in den untersuchten Ländern, die einen Direktzugang für Physiotherapeuten erlauben, sind akademisiert und haben eine gezielte Ausbildung im Bereich Diagnostik erhalten.

Zuletzt stellt sich die Frage, inwieweit Inhalt beziehungsweise Fächer der Bachelorstudiengänge in Deutschland mit den internationalen Studiengängen übereinstimmen.

Frage IV: Werden in den Bachelorstudiengängen in Deutschland die gleichen Fächer im Vergleich zu den internationalen Studiengängen in Neuseeland, Australien, Finnland und Schweden unterrichtet?

Hypothese IV: Im Vergleich zu den international untersuchten Studiengängen werden in den deutschen Bachelorstudiengängen die gleichen Fächer unterrichtet, sodass Studenten der Physiotherapie in Deutschland im internationalen Vergleich den gleichen Wissensstand erlangen.

Die Fragen und Hypothesen werden anhand der Literaturrecherche und durch die anschließende statistische Auswertung in den Ergebnissen beantwortet bzw. verifiziert. Das methodische Vorgehen zur Beantwortung der Fragestellungen und Hypothesen wird im folgenden Kapitel erläutert. Anschließend setzt sich die Autorin in der Diskussion mit den Ergebnissen und deren Bedeutung für die Umsetzung des Direktzugangs in Deutschland auseinander.

4 Methodik

Die vorliegende Masterarbeit wird in zwei methodische Arbeitsschritte geteilt. Zunächst wird eine internationale Literaturrecherche durchgeführt. Diese Literaturrecherche bildet die Basis der theoretischen Diskussion. Dafür wird nach Literatur in den Suchmaschinen 'PubMed', 'DIMDI' und 'PEDro' recherchiert, die den Effekt des Direktzuganges untersucht hat. Es werden die Begriffe 'direct access', „first contact", 'self referral', 'Direktzugang', 'physiotherapy', und 'Physiotherapie' genutzt. Weiterhin besteht die Suchanfrage aus den Begriffen 'effect' und 'Effekt'. Für die Recherche findet keine Länderbegrenzung statt, sondern es werden international alle Studien einbezogen. Da Australien den Direktzugang schon seit 1976 durchführt, wird in der Literaturrecherche das Erscheinungsdatum der internationalen Studien nicht eingeschränkt. Damit kann auf eine breite Basis an Veröffentlichungen zurückgegriffen werden. Die wissenschaftlichen Artikel und Studien werden anhand des Abstracts zunächst vorselektiert und im Anschluss die Inhalte der relevanten Artikel und Studien strukturiert aufgearbeitet.

Um anschließend die Länder herauszufiltern, die den vollständigen Direktzugang besitzen, wird eine erneute Literaturrecherche durchgeführt. Hierfür werden ebenfalls die Begriffe 'direct access', 'first contact', 'self referral', 'Direktzugang', 'physiotherapy', und 'Physiotherapie' verwendet. Um sicherzugehen, dass die recherchierten Länder in der WCPT sind und den vollständigen Direktzugang besitzen, werden die Suchbegriffe 'WCPT' und 'complete' hinzugefügt. Es werden nur die Mitgliedsländer der WCPT eingeschlossen, da die WCPT die Qualität der Physiotherapie in seinen Mitgliedsländern stetig verbessern möchte. Dazu gehört die Förderung der hohen Standards der Bildung und Forschung (World Confederation for Physical Therapy, 2013b). Bei einem WCPT-Mitgliedsland wird daher eine gute Bildungsstruktur erwartet. Ziel der Recherche ist es, alle Länder herauszufiltern, die den vollständigen Direktzugang besitzen und Mitglieder der WCPT sind. Die Recherche findet erneut in den medizinischen Suchmaschinen 'PubMed', 'DIMDI' und 'PEDro' statt. Die Internetseite der WCPT und die darin verlinkten Homepages der Mitgliedsverbände werden ebenfalls für die Internetrecherche genutzt.

Nach der Auflistung aller Länder, die den vollständigen Direktzugang besitzen und WCPT-Mitglied sind, werden die vier Länder selektiert die den Direktzugang am längsten besitzen. Es werden zwei europäische und zwei nicht-europäische Länder gewählt. Wie bereits erwähnt handelt es sich hierbei um Australien, Neuseeland, Schweden und Finnland (siehe Anhang 3). Innerhalb dieser Länder werden die Institute gesucht, die Physiotherapeuten ausbilden (siehe Abb. 3: Ablaufplan der Studienmethodik im ersten Arbeitsschritt). Diese werden in einer Tabelle aufgelistet und der zu erwerbende akademische Grad dargestellt.

Zuletzt sollen alle Studiengänge, die mit einem Bachelor abschließen, anhand der Curricula verglichen werden. Es werden die Bezeichnungen 'B.Sc. Physiotherapy' und 'B.Sc. Physiotherapy and Rehabilitation' einbezogen. Dafür werden die Unterrichtsfächer und deren Inhalte in einer Tabelle aufgelistet. Dabei wird ein Fach einer Hochschule mit dem einer anderen Hochschule als identisch gewertet, wenn die Fächerbezeichnung gleich ist oder innerhalb der Fächerbeschreibung mindestens drei Merkmale oder Begriffe des Unterrichtsinhaltes gleich sind. Jedes Land wird dabei zunächst einzeln mit der deutschen Ausbildungsstruktur verglichen. Da es in Deutschland kein einheitliches Curriculum gibt, werden die Vorgaben der 'Ausbildungs- und Prüfungsverordnung für Physiotherapeuten' (Bundesministerium für Justiz und Verbraucherschutz, 2013) als Vergleichsbasis gewählt. Der Vergleich bezieht sich nur auf die Ausbildung in Deutschland, da die Ausbildung zum Zeitpunkt der Erhebung, wie bereits im theoretischen Hintergrund erwähnt, mehr Absolventen auf den Berufsmarkt bringt als die Studiengänge.

Es wird in dem Ländervergleich die Häufigkeit des Auftretens eines Unterrichtsfaches notiert bzw. die Anzahl der Hochschulen, die dieses Fach anbieten. Anhand dieser Häufigkeiten findet ein Vergleich zu den Ausbildungsinhalten und Bedingungen für Physiotherapeuten in Deutschland statt. Die Auswertung erfolgt anhand einer deskriptiven Statistik. Weiterhin sollen die gesetzlichen Ausbildungsordnungen und gesetzliche Gegebenheiten der jeweiligen Länder verglichen werden. Hierbei soll geklärt werden, welche Kompetenzen und Unterrichtsinhalte in den jeweiligen Ausbildungseinrichtungen der Länder vermittelt werden müssen.

Im zweiten Arbeitsschritt werden die Fächer und deren Inhalte, die in Australien, Neuseeland, Schweden und Finnland zusätzlich zu dem deutschen Ausbildungsstandard angeboten werden, in einer Tabelle dargestellt. Diese sollen im Anschluss mit allen in Deutschland stattfindenden Bachelorstudiengängen und deren Curricula verglichen werden (siehe Abb. 4: Ablaufplan der Studienmethodik im zweiten Arbeitsschritt). Recherchiert wer-

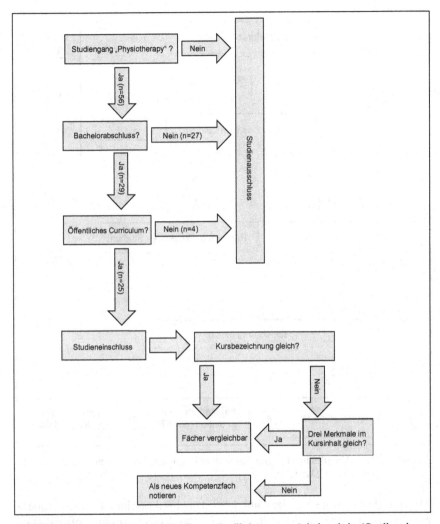

Abbildung 3: Ablaufplan der Studienmethodik im ersten Arbeitsschritt (Quelle: eigene Darstellung)

den die Bachelorstudiengänge über die Suchmaschine 'Google' mit den Such-begriffen 'Physiotherapie', 'Studium', 'Bachelor' kombiniert mit den Begriffen 'grundständig' oder 'berufsbegleitend'. Komplementiert wird die Suche über die Internetseite „hochschulkompass.de" und die von der Arbeitsagentur

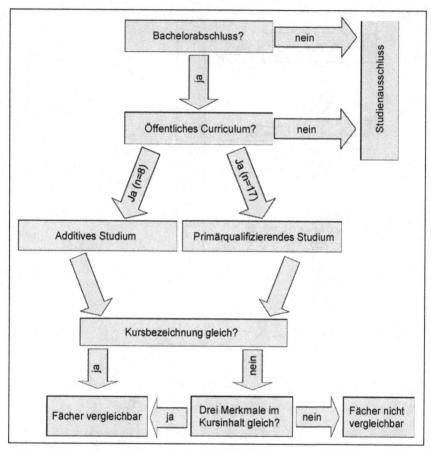

Abbildung 4:   Ablaufplan der Studienmethodik im zweiten Arbeitsschritt (Quelle: eigene Darstellung)

geführte Internetseite 'studienwahl.de'. Einschlusskriterium für die Teilnahme der Hochschule an dem Vergleich ist das Vorliegen eines öffentlichen Curriculums und ein in Deutschland stattfindender Bachelorstudiengang im Bereich der Physiotherapie.

Die Curricula der Hochschulen werden nun mit den erstellten Tabellen aus dem ersten Arbeitsschritt in Bezug gesetzt. Dabei werden additive Studiengänge und primärqualifizierende Studiengänge getrennt voneinander untersucht. Die Zuordnung der Fächer erfolgt analog zum ersten Arbeitsschritt. Ist die Kursbezeichnung in den Curricula der Hochschulen im Vergleich zu den Kursbezeichnungen der internationalen Curricula identisch, wird das Fach als vergleichbar angesehen. Wenn die Kursbezeichnung nicht gleich ist, wird der Kursinhalt untersucht. Sind innerhalb des Kurses drei Merkmale des Unterrichtsinhaltes identisch, wird das Fach ebenfalls als vergleichbar gewertet. Sind die Kursbezeichnungen nicht identisch oder keine drei gleichen Merkmale vorhanden, ist das Fach nicht vergleichbar und wird in einer individuellen Auflistung notiert.

Nach der Bearbeitung der Curricula erfolgt die Auswertung der entstandenen Tabellen. Dafür wird die Häufigkeit des Auftretens eines Fachs prozentual berechnet. Die prozentuale Häufigkeit des Auftretens berechnet sich dabei an der Anzahl der untersuchten Curricula und der Anzahl der Nennungen eines Fachs. Die prozentuale Angabe ermöglicht damit einen effektiveren Vergleich zwischen den unterschiedlichen Anzahlen von Hochschulen. Im Anschluss an die prozentuale Auswertung und deren Darstellung in einer Tabelle werden die Ergebnisse formuliert. Diese bilden die Grundlage für das Beantworten der Fragestellungen und Hypothesen. In der Diskussion werden anschließend sowohl die Ergebnisse diskutiert als auch das methodische Vorgehen reflektiert und kritisch hinterfragt.

5 Ergebnisse

In diesem Kapitel werden die Ergebnisse der Literaturrecherche und des Hochschulvergleiches dargestellt, sodass die Fragestellungen und Hypothesen beantwortet werden können. Zunächst werden die Länder Australien, Neuseeland, Schweden und Finnland und die dort vorliegende Berufssituation der Physiotherapeuten vorgestellt. Es werden wichtige Bestimmungen genannt, die die Ausbildung in ihrer Durchführung und Prüfung festlegen. Im Anschluss findet eine Auflistung der Ausbildungsinstitute im jeweiligen dargestellten Land statt. Darauf aufbauend werden die Fächer der Curricula dargelegt und mit den Ausbildungsinhalten der 'Ausbildungs- und Prüfungsverordnung für Physiotherapeuten' aus Deutschland verglichen. Dabei werden vergleichbare und nur in den internationalen Studiengängen auftretende Fächer notiert. Anschließend werden die deutschen Studiengänge dem entsprechenden Vergleich unterzogen. Die Studiengänge werden dabei in additive Studiengänge und primärqualifizierende Studiengänge unterteilt. Nach der Fertigstellung des statistischen Vergleiches werden die Hypothesen und Fragestellungen beantwortet.

5.1 Ausbildungsinhalte in anderen Ländern

Es gibt sieben westliche Länder, die den vollständigen Direktzugang zu physiotherapeutischen Dienstleistungen anbieten und Mitglied der WCPT sind. Die entsprechenden Länder sind: Australien, die Niederlande, Großbritannien, die USA, Schweden, Finnland und Neuseeland. Neuseeland und Australien besitzen seit 1992 und 1976 den Direktzugang und sind damit die beiden Länder, die diesen am längsten durchführen. Als europäische Länder sind unter anderem Schweden und Finnland zu nennen. Diese führen seit 2004 und 2005 den Direktzugang durch.

Es werden nun die vier Länder, welche die Inklusionskriterien der vorliegenden Studie erfüllen, vorgestellt. Dabei werden zunächst ein Überblick über die aktuelle Berufssituation sowie ein Überblick über die Ausbildung oder das Studium zum Physiotherapeuten gegeben. Es werden alle Ausbildungsinstitute eines jeden inkludierten Landes aufgezählt und der dazugehörige Grad des Studienabschlusses aufgeführt. Im Anschluss daran werden die

Studieninhalte aller Bachelorabschlüsse miteinander verglichen und aufgelistet. Danach erfolgt der Ablauf bei den anderen drei inkludierten Ländern, ehe am Ende des Kapitels eine strukturierte Darstellung der Studieninhalte aller Länder erfolgt. Diese werden den Inhalten der deutschen Ausbildungsstandards gegenübergestellt. Es werden daraus die Kompetenzen gefiltert, die die Physiotherapeuten in Australien, Neuseeland, Schweden und Finnland im Gegensatz zu den Physiotherapeuten der Fachschulen in Deutschland erlernen.

5.1.1 Australien

Die australischen Physiotherapeuten werden in der WCPT durch die 'Australien Physiotherapy Association' (APA), dem australischen Verband der Physiotherapeuten, vertreten. Die APA fordert von seinen Mitgliedern einen Standard des professionellen und ethischen Verhaltens in Bezug auf die Therapie. Dafür wurde 2006 die 'Australian Standards for Physiotherapie' verabschiedet (Australian Physiotherapy Council, 2006). Hier wird der ganzheitliche Ansatz für Prävention, Diagnostik und Therapie festgelegt. Es wird unter anderem die Vorgehensweise der Behandlungsschritte von dem Erstkontakt des Therapeuten und Patienten bis zur ersten Behandlung festgelegt. Dabei werden die Schritte Hypothesenbildung und Therapieauswahl ebenfalls mit einbezogen und in den standardisierten Arbeitsprozess für jeden Therapeuten eingebunden. Ebenso sollen alle Therapieansätze, laut der APA, evidenzbasiert sein und den Clinical-Reasoning-Prozess durchlaufen haben. Das bedeutet, dass nur die Therapiemethoden genutzt werden, deren Effektivität durch Forschung bewiesen worden ist und die genau auf die Erkrankung des Patienten passen. Da Physiotherapeuten zusätzlich zum Praxisalltag häufig in Forschungsgruppen vertreten sind, sind diese Anforderungen relativ einfach umsetzbar (World Confederation for Physical Therapy, 2015a).

5.1.1.1 Aktuelle Berufssituation

In Australien arbeiten im Jahre 2015 27.543 Physiotherapeuten. Davon sind 18.911 der Beschäftigten Frauen und 8.632 Männer (siehe Abb. 5: Übersicht zur Entwicklung der Anzahl der registrierten Physiotherapeuten in Australien). Die Tendenz der Anzahl der registrierten Physiotherapeuten ist steigend. Lag die Zahl der Physiotherapeuten im Jahre 2012 noch bei etwa 23.000 ist sie in den letzten drei Jahren um 3.500 Therapeuten angestiegen. Auch bei getrennter Betrachtung nach Frauen und Männern sieht man den kontinuierlichen Anstieg der Therapeutenzahlen. Diese Zahlen entwickeln sich bei beiden Geschlechtern gleichmäßig und parallel zur Gesamtanzahl. Dabei liegt zwischen der Anzahl von Frauen und Männern eine Differenz von etwa 10.000 Personen vor (Physiotherapy Board of Australia, 2015).

Physiotherapeuten in Australien sind nach Abschluss eines Studienganges im Fachbereich der Physiotherapie dazu berechtigt als 'First-contact Practitioner' zu fungieren und den Direktzugang auszuüben. Die Absolventen müssen sich dafür nach Studium beim National Registration Board registrieren lassen, erst dann dürfen sie ohne ärztliche Anordnung Patienten behandeln (Pälmke & Zalpour, 2010). Das Arbeiten ohne ärztliche Anordnung, beinhaltet das Stellen von Diagnosen und das Behandeln, das Beraten und das Interpretieren der Diagnoseergebnisse. Die Physiotherapeuten dürfen Überweisungen und Verordnungen für Therapiehilfsmittel, z.B. für Bandagen und Orthesen ausschreiben und zu anderen Fachpersonalen oder Dienstleistungen überweisen. Dazu gehört auch das Anfordern eines bildgebenden Verfahrens, wie z.B. das Röntgen. Sie sind ebenfalls berechtigt präventive Dienstleistungen anzubieten (World Confederation for Physical Therapy, 2015a).

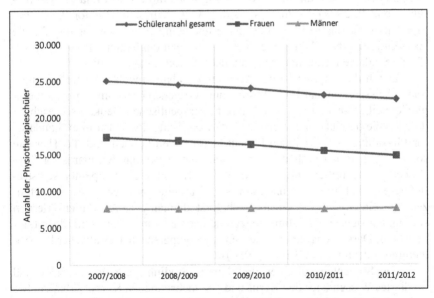

Abbildung 5: Übersicht zur Entwicklung der Anzahl der registrierten Physiotherapeuten in Australien (Quelle: Physiotherapy Board of Australia (2015))

Die Bezahlung erfolgt in Australien nach Berufserfahrung, dabei sind festgelegte Lohnsätze vorgeschrieben. Das Gehalt wird jedes Jahr erhöht und kann in den Praxen durch Verhandlungen noch gesteigert werden.

5.1.1.2 Rechtliche Gegebenheiten zur Ausbildung

Um ein Physiotherapiestudium in Australien beginnen zu dürfen, muss die 'Sekundarstufe II' mit einer mindestens guten Abschlussnote absolviert worden sein. Dann kann man ein Studium an den 19 Hochschulen beginnen. In Australien gibt es insgesamt 29 Studienprogramme. Davon sind 15 als Bachelorstudiengang, elf Masterstudiengänge und drei Doktorandenprogramme akkreditiert. Ein Bachelorstudiengang genügt, um danach als Physiotherapeut zu arbeiten. Das Bachelorstudium dauert dabei vier Jahre und schließt mit dem Bachelor of Science ab (World Confederation for Physical Therapy, 2015a). Der erste Diplomstudiengang wurde 1951 an der Western Australia School of Physiotherapy angeboten, seit Mitte der 1960er Jahre sind landesweit Studiengänge möglich (Chipchase, 2006). Die Akkreditierung der ersten Studiengänge erfolgte 1997. Seit 2006 orientiert sich die Akkreditierung an den 'Australian Standards for Physiotherapie' (Australian Physiotherapy Council, 2006). Dadurch, dass die 'Australian Standards for Physiotherapie' als Grundlage für die Lehrpläne und somit als Voraussetzung für die Akkreditierung bestehen, gelten national nahezu einheitliche Lehrrichtlinien für die Studenten. Eine andere gesetzliche Vorgabe existiert nicht.

Durch die Anpassung der Ausbildungsinhalte möchte Australien einen hohen Wissens-standard der Absolventen erreichen (Australian Physiotherapy Council, 2006). Diese sind in ihrem therapeutischen Denken so geschult, dass sie die bereits erwähnten Behandlungsschritte des 'Australian Standards for Physiotherapie' auf jeden Patienten anwenden können und die Therapie so vom Aufbau her einheitlich gestalten. Die 'Australian Standards for Physiotherapie' schreiben vor, dass durch das Studium die Therapeuten selbstreflektierend und auf Evidenzen aufbauend arbeiten müssen. Die Kompetenzen, die ein Student in einem Bachelorstudiengang in Australien erlernen soll, lassen sich in die 'Kompetenzgrade nach Bloom' (1956) einordnen (siehe Abb.6: Darstellung der zu erlernenden Kompetenzen australischer Physiotherapiestudenten nach Bloom (1956)).

Die Studenten sollen während ihres Studiums ein umfassendes und fundiertes Wissen über den Beruf und den menschlichen Körper erhalten. Sie sollen soziale und kulturell basierte Vielfalt wertschätzen sowie die individuellen Menschenrechte und die Würde eines jeden Patienten achten.

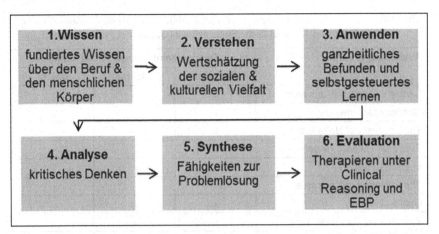

Abbildung 6:   Darstellung der zu erlernenden Kompetenzen australischer Physiotherapiestudenten nach Bloom (1956) (Quelle: Eigene Darstellung in Anleh-
nung an Bloom (1956))

In ihrer beruflichen Fähigkeit sollen sie befähigt werden, kritisch zu denken, selbstständig zu lernen und ganzheitliche Befunde durchzuführen. Aufbauend auf diesem Wissen, werden sie daraufhin geschult, dass sie die Fähigkeiten besitzen, ihre analytischen Fähigkeiten einzusetzen und Problemlösungen durchzuführen.

Das Studium soll die Grundlage für ein evidenzbasiertes Arbeiten sein, in dem jede Entscheidung durch den Therapeuten in jedem Arbeitsschritt der Therapie durchdacht ist und begründet werden kann (Australian Physiotherapy Council, 2006).

5.1.1.3 Ausbildungsinstitute und Ausbildungsinhalte

In Australien ist ein Physiotherapiestudium an 19 Hochschulen möglich (siehe Tab. 4: Tabellarische Übersicht über die Ausbildungsinstitute in Australien und deren physiotherapeutische Studiengänge).

An 15 dieser Hochschulen kann ein Bachelorabschluss absolviert werden. Von diesen 15 Hochschulen haben jeweils 13 Hochschulen ein öffentliches Curriculum auf ihrer Internetseite (Central Queensland University, 2015; Charles Sturt University, 2015; Curtin University, 2014; Griffith University, 2015; James Cook University, 2015; La Trobe University, 2015; Monash University, 2010; The University of Notre Dame, 2015; The Uni-

Tabelle 4:   Tabellarische Übersicht über die Ausbildungsinstitute in Australien und deren physiotherapeutische Studiengänge (Quelle: eigene Darstellung)

Ausbildungsinstitut	Zu erwerbende akademische Grade		
	Bachelor	Master	Doktor
Central Queensland University	x		
Charles Sturt University	x		
The University of Notre Dame	x		
Australian Catholic University	x		
Monash University	x		
The University of Newcastle	x		
Griffith University	x	x	
The University of Queensland	x	x	
The University of Sydney	x	x	
University of Canberra	x	x	
University of South Australia	x	x	
Curtin University	x	x	
University of Western Sydney	x	x	
La Trobe University	x	x	
James Cook University	x	x	
Flinders University		x	
The University of Melbourne		x	x
Macquarie University			x
Bond University			x

versity of Queensland, 2015; The University of Newcastle, 2014; The University of Sydney, 2014; University of South Australia, 2015; University of Western Sydney, 2015). Die University of Canberra und Australian Catholic University haben ihre Curicula nicht veröffentlicht (Australian Catholic University, 2015; University of Canberra, 2015). Die Flinders University und die University of Melbourne bieten jeweils einen Masterstudiengang im Fachbereich der Physiotherapie an (Flinders University, 2014; The University of Melbourne, 2013). Die University of Melbourne bietet zusätzlich, ebenso wie die Macquarie University und die Bond University, einen Studiengang mit Doktor-abschluss an (Bond University, 2015; Macquarie University, 2015). Die öffentlich zugängigen Ausbildungsinhalte der 13 Bachelorstudiengänge mit öffentlichen Curricula werden in diesem Kapitel dargestellt (siehe Anhang 5).

Die Fächer 'Anatomie', 'Physiologie', 'Physiotherapeutische Befund- und Untersuchungstechniken', 'Krankengymnastische Behandlungstechniken' und 'Methodische Anwendung der Physiotherapie in den medizinischen Fachgebieten' werden an jeder der 13 Hochschulen unterrichtet. Elf Hochschulen unterrichten das Fach 'Physik und Biomechanik', zehn Hochschulen 'Psychologie' und neun Hochschulen 'Prävention und Rehabilitation'. Jeweils sieben Hochschulen bieten die Fächer 'Berufs-, Gesetzes- und Staatskunde', 'Allgemeine Krankheitslehre', 'Spezielle Krankheitslehre', 'Trainingslehre' und 'Bewegungslehre" in ihren Curricula an. Vier Hochschulen unterrichten das Fach 'Bewegungserziehung'. Die Fächer 'Hygiene', 'Erste Hilfe und Verbandtechnik', 'Sprache und Schrifttum', 'Massage', 'Elektrotherapie' und 'Hydrotherapie' aus der 'Ausbildungs- und Prüfungsverordnung für Physiotherapeuten' werden an keiner der 13 untersuchten Hochschulen explizit in ihren Curricula erwähnt. Allerdings werden in den Curricula acht Fächer erwähnt, die in unterschiedlicher Anzahl an den 13 Hochschulen vorkommen. So wird an jeder der 13 untersuchten Hochschulen das Fach 'Evidenzbasierte Praxis und Forschung' unterrichtet. Dieses beinhaltet Grundlgen für die Methoden und Fähigkeiten für die evidenzbasierte Praxis. Es werden weiterhin Forschungsdesigns vorgestellt und zu einer kritischen Analyse der Planung für Forschungsprojekte in den Gesundheitsberufen angeregt. An zehn der 13 Hochschulen wird zudem 'Clinical Reasoning' in den Curricula genannt. Ziel des Faches ist das Erlernen des kritischen Denkprozesses und der Problemanalyse innerhalb der Diagnostik und Therapie.

Ein weiteres Fach, welches in der Ausbildung in Deutschland nicht unterrichtet wird, ist 'Forschungsmethodik'. Das Fach beinhaltet Methoden zur Analyse von Datensätzen aus Forschungsprojekten in den Gesundheitswissenschaften. Weiterhin sollen die Studenten Prinzipien der Versuchsplanung kennenlernen. Dieses Fach wird in neun der 13 untersuchten australischen Hochschulen angeboten. Ebenfalls neun Hochschulen bieten das Fach 'Diagnostik' an, was die Studenten explizit auf die Anwendung und Analyse von evidenzbasierten Assessments vorbereiten soll. An sieben weiteren Hochschulen wird 'Epidemiologie' mit dem Ziel unterrichtet, wissenschaftliche Zusammenhänge von Gesundheit und Krankheit in menschlichen Populationen zu erkennen. Fünf weitere Hochschulen unterrichten das Fach 'Pharmakologie' und vermitteln dabei das Wissen von der Wirkung von Arzneimitteln und der sachgerechten Verwaltung. Das Fach 'Ethik', das an vier Hochschulen unterrichtet wird, soll die Studenten ethische Sichtweisen vermitteln

und in Hinblick auf die Therapieforschung in der Durchführung sensibilisie-
ren. Eine Hochschule möchte anhand des Faches 'Forschungsprojekt' ihre
Studenten in der Durchführung eines Forschungsprojektes schulen und das
Erstellen eines wissenschaftlichen Artikels üben.

5.1.1.4 Zusammenfassung zur Physiotherapie in Australien

Der Beruf des Physiotherapeuten ist in Australien nur über ein Studium erreichbar, das mindestens mit einem Bachelor abgeschlossen werden muss
(World Confederation for Physical Therapy, 2015a). Eine andere gesetzliche
Vorgabe für Unterrichtsinhalte der Physiotherapiestudiengänge in Australien
existiert nicht. Die 'Australian Standards for Physiotherapie' bilden die
Grundlage, so dass einheitliche Lehrrichtlinien vorliegen. Das Studium um-
fasst fünf Fächer, die an jeder der untersuchten Bachelorstudiengänge vorkommen und ebenfalls in der 'Ausbildungs- und Prüfungsverordnung für
Physiotherapeuten' aufgelistet sind. Weitere sechs Fächer, die in Deutschland
unterrichtet werden, werden wiederum nicht in Australien unterrichtet. Dafür
werden in Australien an den meisten Hochschulen die Themen 'Evidenzbasierte Praxis und Forschung', 'Clinical Reasoning' und 'Forschungsmethodik'
unterrichtet und bilden damit die Basis des physiotherapeutischen Wissens
der australischen Studenten.

5.1.2   Neuseeland

In Neuseeland ist seit 1992 ein Direktzugang zur Physiotherapie möglich
(World Confederation for Physical Therapy, 2014). Die Physiotherapeuten
werden dabei in ihrer Arbeit durch den Berufsverband 'Physiotherapy New
Zealand' vertreten (World Confederation for Physical Therapy, 2015b). Dieser fordert seine Mitglieder auf eine gezielte Diagnostik durchzuführen und
darauf aufbauend die evidenzbasierte Therapie durchzuführen. Um eine
Übersicht über alle Therapeuten zu haben und die Qualität hoch zu halten,
muss sich jeder Physiotherapeut vor der Aufnahme der beruflichen Tätigkeit
beim 'Physiotherapy Board of New Zealand' registrieren lassen (Physiotherapy New Zealand, 2015).

5.1.2.1 Aktuelle Berufssituation

In Neuseeland arbeiteten 2014 etwa 4.260 Physiotherapeuten (World Confederation for Physical Therapy, 2014). Dabei stieg die Zahl der registrierten

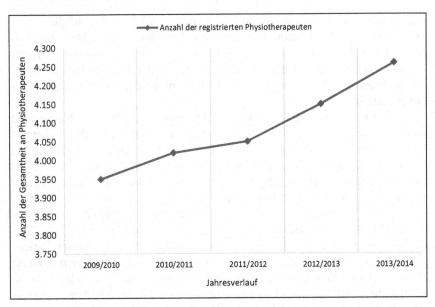

Abbildung 7: Anzahl der registrierten Physiotherapeuten in Neuseeland von 2009 bis 2014 (Quelle: Physiotherapy Board New Zealand (2014))

Physiotherapeuten in den letzten fünf Jahren um acht Prozent an (siehe Abb. 7: Anzahl der registrierten Physiotherapeuten in Neuseeland von 2009 bis 2014). Von den im Jahre 2014 registrierten 4.260 Physiotherapeuten sind 30 Prozent selbstständig in der eigenen Praxis tätig, 26 Prozent arbeiten in einem öffentlichen Krankenhaus und 20 Prozent sind in einer Praxis angestellt (Physiotherapy Board New Zealand, 2014).

Etwa 5 Prozent aller registrierten Physiotherapeuten in Neuseeland sind in der Lehre oder Forschung tätig. Der restliche Anteil der registrierten Physiotherapeuten arbeitet in der Industrie, in privaten Krankenhäusern oder im Ausland. Etwa 75 Prozent aller registrierten Physiotherapeuten in Neuseeland sind weiblichen Geschlechts (Physiotherapy Board of New Zealand, 2014).

5.1.2.2 Rechtliche Gegebenheiten zur Ausbildung

Für die berufliche Zulassung als Physiotherapeut in Neuseeland muss ein Studium absolviert worden sein (Physiotherapy Board New Zealand, 2015a). Der erste ausbildungsbegleitende Studiengang entstand 1973 in Auckland, dieser wurde mit dem Diplom abgeschlossen (Nicholls, 2013). Die ersten grundständigen Studiengänge sind in Neuseeland seit 1988 möglich. Seit 1991 wird das Physiotherapiestudium mit dem Bachelorabschluss oder einem Master beendet (Nicholls, 2013; World Confederation for Physical Therapy, 2015b). Das Bachelorstudium dauert vier Jahre und kann an zwei Hochschulen absolviert werden (Auckland University, 2015; University of Otago, 2015).

Eine rechtliche Vorgabe für Ausbildungsinhalte gibt es in Neuseeland nicht. Der neuseeländische Dachverband der Physiotherapie 'Physiotherapy New Zealand' hat aber den 'Code of Ethics and Professional Conduct' als Grundlage für Ausbildung und Arbeit veröffentlicht (Physiotherapy New Zealand, 2015b). Hier werden jedoch keine Ausbildungsinhalte präsentiert, sondern vielmehr das Verhalten für das Studium und das Berufsleben vorgegeben. So sollen Physiotherapeuten die Therapie immer nach der bestmöglichen Evidenz auswählen. Auch soll ein ständiger Austausch mit anderen Medizinprofessionen stattfinden um das bestmögliche Ergebnis für den Patienten zu erlangen. Die Verknüpfung von Berufsleben und ständigem Kontakt zu einer Hochschule und Forschungseinrichtung soll den aktuellen wissenschaftlichen Stand eines jeden neuseeländischen Physiotherapeuten stabilisieren (Physiotherapy New Zealand, 2015b).

5.1.2.3 Ausbildungsinstitute und Ausbildungsinhalte

Für die Zulassung zu einem Physiotherapiestudium ist ein Abschluss der 'Sekundarstufe II' notwendig. Ein Physiotherapiestudium ist in Neuseeland an zwei Hochschulen möglich (siehe Tab. 5: Tabellarische Übersicht über die Ausbildungsinstitute in Neuseeland und deren physiotherapeutische Studiengänge). An der University of Otago kann zusätzlich ein Masterstudium im Fachbereich der Physiotherapie angeschlossen werden.

An beiden Hochschulen kann ein Bachelorstudium absolviert werden (Auckland University, 2015; University of Otago, 2015). Beide Hochschulen haben für diese Studiengänge ihr Curriculum auf ihrer Internetseite öffentlich

Tabelle 5: Tabellarische Übersicht über die Ausbildungsinstitute in Neuseeland und deren physiotherapeutische Studiengänge (Quelle: eigene Darstellung)

Ausbildungsinstitut	Zu erwerbende akademische Grade		
	Bachelor	Master	Doktor
Auckland University	x		
University of Otago	x	x	

erreichbar eingestellt (siehe Anhang 6). Die Ausbildungsinhalte werden im Folgenden dargestellt. Beide Hochschulen bieten im Vergleich zum deutschen Ausbildungsstandard die Fächer 'Berufs-, Gesetzes- und Staatskunde', 'Anatomie', 'Physiologie', 'Allgemeine Krankheitslehre', 'Spezielle Krankheitslehre', 'Physik und Biomechanik', 'Psychologie', 'Prävention und Rehabilitation', 'Trainingslehre', 'Bewegungslehre'', 'Bewegungserziehung', 'Physiotherapeutische Befund- und Untersuchungstechniken', 'Krankengymnastische Behandlungstechniken' und 'Methodische Anwendung der Physiotherapie in den medizinischen Fachgebieten', vergleichbar wie es die 'Ausbildungs- und Prüfungsverordnung für Physiotherapeuten' vorschreibt, an.

Die Fächer 'Erste Hilfe und Verbandtechnik', 'Hygiene', 'Sprache und Schrifttum', 'Massage', 'Elektrotherapie' und 'Hydrotherapie' werden nicht explizit in den Curricula der Auckland University und University of Otago aufgelistet. Hingegen werden vier Fächer verzeichnet, die in der deutschen Ausbildungsverordnung nicht genannt werden. Dazu zählt, wie auch in Australien, das Fach 'Epidemiologie', das an beiden Hochschulen in den Curricula zu finden ist. Ebenfalls beide Hochschulen unterrichten das Fach 'Pathologie'. In diesem Fach erhalten die Studenten das Wissen zum Erkennen der gängigsten Pathologien innerhalb der physiotherapeutischen Praxis. Die Fächer 'Pharmakologie' und 'Diagnostik' werden jeweils an einer der beiden Hochschulen gelehrt.

5.1.2.4 Zusammenfassung zur Physiotherapie in Neuseeland

Analog zur Situation der Physiotherapeuten in Australien gilt auch in Neuseeland die Pflicht für Physiotherapeuten zu studieren. Für die Aufnahme der beruflichen Tätigkeit muss mindestens ein Bachelorstudium absolviert worden sein und die Registrierung beim 'Physiotherapy Board of New Zealand' erfolgen (Physiotherapy New Zealand, 2015a). Studieninhalte werden in Neuseeland nicht rechtlich festgelegt, sondern werden durch den 'Code of Ethics and Professional Conduct' beeinflusst (Physiotherapy Board New Zealand, 2015). Das Studium unterscheidet sich in 14 der 20 Fächer aus der deutschen 'Ausbildungs- und Prüfungsverordnung für Physiotherapeuten' scheinbar nicht. Sechs Fächer die in Deutschland unterrichtet werden, finden keinen Platz in den neuseeländischen Curricula. Hinzu kommen allerdings vier neue Fächer, von denen auch drei in Australien unterrichtet werden. Beide Hochschulen unterscheiden sich in ihrer Grundstruktur scheinbar nicht, sondern bieten den Studenten lediglich in ihrer Schwerpunktsetzung zwei verschiedene Ausrichtungen an. So orientiert sich die University of Otago in Richtung der Pharmakologie und der Gesundheitswissenschaften, die Auckland University setzt den Schwerpunkt im Bereich der Rehabilitation und Prävention.

5.1.3   Schweden

In Schweden ist ein Physiotherapiestudium seit 1977 durchführbar (Fysioterapeuterna, 2015; Häger-Ross & Sundelin, 2007). Durch die Veränderung der Gesundheitssystemstruktur im Rahmen der „DAGMAR Reform" 1985 fingen die Schweden an, den Direktzugang für Patienten zu den Physiotherapeuten zu planen. Im Jahr 1996 entstand ein national einheitlicher ethischer Kodex, der die Physiotherapeuten die größere Verantwortung durch den Direktzugang deutlich machen sollte. Der endgültige Gesetzentwurf für den Direktzugang entstand am 11. Juni 1998 und erlaubt den schwedischen Physiotherapeuten seit 1998 den unvollständigen Direktzugang in einigen Teilen des Landes (Fysioterapeuterna, 2015; Häger-Ross & Sundelin, 2007). Seit 2004 ist der Direktzugang vollständig in ganz Schweden vorhanden (Häger-Ross & Sundelin, 2007).

Als Voraussetzung für ein Physiotherapiestudium gelten 13 Jahre Schule mit Abschluss an der Oberschule. Um als Physiotherapeut arbeiten zu können ist mindestens ein Bachelorabschluss notwendig. In den Studiengängen der Fachrichtung Physiotherapie wird dabei Wert auf körperliche Aktivität und weniger auf passive Behandlungsmodelle gelegt. Der Bereich der Gesundheitsförderung wird ebenfalls zunehmend mehr integriert (Leinich, 2014). Nach dem Abschluss eines Physiotherapiestudiums und vor der Aufnahme der beruflichen Tätigkeit muss eine Registrierung beim 'Swedish National Board of Health and Welfare' erfolgen (Fysioterapeuterna, 2015).

5.1.3.1   Aktuelle Berufssituation

In Schweden leben und arbeiten in etwa 12.310 Physiotherapeuten. Dadurch, dass die Anzahl der forschenden Physiotherapeuten steigt und der Beruf des Physiotherapeuten einen hohen Stellenwert besitzt, wählen die Therapeuten zunehmend zusätzlich den Promotionsweg (Häger-Ross & Sundelin, 2007). In Schweden sind dadurch bereits 1,75 Prozent der Gesamtanzahl der Physiotherapeuten promoviert (Leinich, 2014). In Schweden sind nur etwa 20 Prozent der Therapeuten mit Physiotherapiepraxen selbstständig (Leinich, 2014). Diese Praxen haben Verträge mit dem zuständigen Gesundheitsamt. Die Vergütung erfolgt durch den zuständigen Landtag und wird durch staatliche Mittel sichergestellt. Die anderen 80 Prozent der Physiotherapeuten in

Schweden arbeiten in Kliniken, Sport- und Rehabilitationseinrichtungen und im Bereich der Prävention. Etwa 70 Prozent der Gesamtanzahl der Physiotherapeuten in Schweden sind weiblich (Leinich, 2014).

5.1.3.2 Rechtliche Gegebenheiten zur Ausbildung

In Schweden wurde der Beruf des Physiotherapeuten zunächst als reiner Ausbildungsberuf gelehrt, ehe 1977 es den Schweden gestattet war, dual eine Ausbildung in Kombination mit einem Hochschulstudium zu absolvieren. Seit 1993 existiert die vollständige Akademisierung der schwedischen Physiotherapeuten (Leinich, 2014). Für die Inhalte der Hochschulcurricula liegt keine rechtliche Grundlage vor. Vielmehr existieren Qualitätskriterien für die Hochschulausbildung durch die 'National Agency of higher education', die zuletzt 2006 aktualisiert wurden (Fysioterapeuterna, 2015). Zudem hat jede Hochschule spezifische Anforderungen und Schwerpunkte. Um die Qualität der Hochschulausbildung zu gewährleisten findet einmal jährlich eine Sitzung mit Vertretern aller Hochschulen statt, bei der im Dialog die Curricula und mögliche Veränderungen besprochen und diskutiert werden (Häger-Ross & Sundelin, 2007). Nach Beendigung des Studiums und mit Aufnahme der beruflichen Tätigkeit werden die Physiotherapeuten beim 'Swedish National Board of Health and Welfare' registriert.

5.1.3.3 Ausbildungsinstitute und Ausbildungsinhalte

In Schweden bieten acht Hochschulen ein Physiotherapiestudium an (siehe Tab. 6: Tabellarische Übersicht über die Ausbildungsinstitute in Schweden und deren physiotherapeutische Studiengänge). An allen acht Ausbildungsinstituten ist ein Bachelorstudium möglich, an sieben ein Masterstudium und an einer Hochschule kann der Doktor der Physiotherapie absolviert werden. Sechs der acht Hochschulen haben ihre Bachelorcurricula öffentlich zugängig auf deren Internetseite gestellt (Karolinska Institutet, 2015; Linköping University, 2015; Luleå University, 2015; Lunds University, 2015; Mälardalen University, 2014; Uppsala University, 2013). Die Umeå University und University of Gothenburg haben kein öffentlich zugängliches Curriculum (Umeå University, 2015; University of Gothenburg, 2013).

Alle sechs untersuchten Bachelorstudiengänge haben die Fächer 'Anatomie', 'Physiologie', 'Psychologie', sie auch in der deutschen 'Ausbildungs- und Prüfungsverordnung für Physiotherapeuten' vorkommen, in ihren Curricula vertreten. Vier Hochschulen bieten die Fächer 'Trainingslehre', 'Physiotherapeutische Befund- und Untersuchungstechniken', 'Krankengymnastische

Behandlungstechniken' und 'Methodische Anwendung der Physiotherapie in den medizinischen Fachgebieten' an. 'Berufs-, Gesetzes- und Staatskunde' sowie 'Prävention und Rehabilitation' und 'Bewegungslehre'' werden jeweils an drei der sechs untersuchten Hochschulen gelehrt. Jeweils zwei Hochschulen unterrichten 'Allgemeine Krankheitslehre', 'Physik und Biomechanik' und 'Bewegungserziehung'. Nur eine Hochschule hat das Fach 'Spezielle Krankheitslehre' in ihrem Curriculum. Wiederum keine Anwendung erfahren diese sechs Fächer aus dem deutschen Ausbildungsgesetz: 'Erste Hilfe und Verbandtechnik', 'Hygiene', 'Sprache und Schrifttum', 'Massage', 'Elektrotherapie' sowie 'Hydrotherapie'.

Tabelle 6:   Tabellarische Übersicht über die Ausbildungsinstitute in Schweden und deren physiotherapeutische Studiengänge (Quelle: eigene Darstellung)

Ausbildungsinstitut	Zu erwerbende akademische Grade		
	Bachelor	Master	Doktor
Mälardalen University	x		
Umeå University	x	x	
Linköping University	x	x	
University of Gothenburg	x	x	
Lunds University	x	x	
Karolinska Institutet	x	x	
Luleå University	x	x	
Uppsala University	x	x	x

Zusätzlich zu dem deutschen Ausbildungsstandard werden in den sechs Hochschulen vier Fächer unterrichtet, die in Deutschland so nicht vorkommen. Hierzu gehört 'Forschungsmethodik' zur Vermittlung statistischen Grundwissens an fünf Hochschulen und an jeweils zwei Hochschulen die Fächer 'Epidemiologie' sowie 'Evidenzbasierte Praxis und Forschung'. Das Fach 'Ethik' wird an einer Hochschule unterrichtet.

5.1.3.4 Zusammenfassung zur Physiotherapie in Schweden

Die Schweden blicken auf eine lange Tradition der Physiotherapieausbildung zurück. Eine vollständige Akademisierung des Berufes findet man dort seit über 20 Jahren und seit über zehn Jahren wird der Direktzugang in ganz Schweden angewendet (Leinich, 2014). Um die Berufsbezeichnung 'Physiotherapeut/in' führen zu dürfen muss daher in Schweden mindestens ein Bachelorstudium an einer der acht aufgezählten Hochschulen absolviert werden. In Bezug auf die deutsche 'Ausbildungs- und Prüfungsverordnung für Physiotherapeuten' finden sechs Fächer in den schwedischen Hochschulen keine Anwendung. Dafür werden vier Fächer im Vergleich zu Deutschland ergänzt. Die Schweden legen ihren Schwerpunkt in den Studiengängen zudem auf Aktivität des Patienten und nicht auf hands-on Therapieverfahren. In Schweden werden die Ausbildungsinhalte nicht gesetzlich verankert. Die Qualität der Ausbildung wird durch eine jährlich stattfindende Sitzung mit Vertretern aller Hochschulen gewährleistet (Häger-Ross & Sundelin, 2007). Ein ethischer Kodex bildet zusätzlich die Grundlage für den Direktzugang (Fysioterapeuterna, 2015).

5.1.4   Finnland

Seit 1992 kann an finnischen Hochschulen ein Studium im Bereich der Physiotherapie absolviert werden (Finlands Fysioterapeuter, 2012). Um zu dem Studienzweig zugelassen zu werden ist eine zwölfjährige Schulbildung Voraussetzung und die erfolgreiche Absolvierung des Eingangstests. Die Voraussetzungen zur Immatrikulation schreibt das Bildungsministerium 'Ministry of Education Finland' vor (Finlands Fysioterapeuter, 2012).

Um den Beruf des Physiotherapeuten ausüben zu können muss ein Bachelorstudium beendet sein (World Confederation for Physical Therapy, 2015c). Dieses schließt entweder mit 'Bachelor of Science' oder 'Bachelor of Health Care' ab und dauert in der Regel zwischen dreieinhalb und vier Jahre. Die Physiotherapieabsolventen können als angestellt oder als selbständig Tätige in verschiedenen Arbeitsbereichen beschäftigt sein (Finlands Fysioterapeuter, 2013). Dazu gehören Rehabilitationseinrichtungen, Krankenhäuser, Praxen und in Einrichtungen im Bereich der Prävention. Bei der Fortführung des Studiums und mit dem Erlangen des akademischen Grades des Masters befähigt sich ein Absolvent dazu an Forschungsprojekten teilzunehmen oder Dozententätigkeiten durchzuführen (Finlands Fysioterapeuter, 2013). Der Weg zur Promotion ist ebenfalls im finnischen Bildungssystem möglich. Nach dem Bestehen des Studiums wird das Wissen der Physiotherapeuten durch Fort- und Weiterbildungen vertieft.

5.1.4.1 Aktuelle Berufssituation

In Finnland arbeiten derzeit 13.368 Physiotherapeuten (siehe Anhang 3). Jährlich erwerben etwa 350 Studenten einen Bachelorabschluss im Fachbereich der Physiotherapie in Finnland (European Region of WCPT, 2005; World Confederation for Physical Therapy, 2015c). Dabei wächst die Anzahl der Therapeuten, auch aufgrund des erhöhten Bedarfs der finnischen Bevölkerung, ständig an (Finlands Fysioterapeuter, 2013). Der größte Teil der finnischen Physiotherapeuten arbeitet im privaten Sektor und sind zumeist Eigentümer einer eigenen Praxis. Weiterhin arbeiten die Physiotherapeuten in kommunalen Gesundheitszentren und in Kliniken und können damit den Bedarf an notwendigen Dienstleistungen abdecken (Finlands Fysioterapeuter, 2013).

5.1.4.2 Rechtliche Gegebenheiten zur Ausbildung

In Finnland gibt es keine gesetzliche Grundlage, die sich mit den Inhalten des Physiotherapiestudiums auseinandersetzt (Finlands Fysioterapeuter, 2012). Wie das Studium aufzubauen ist und die Inhalte auf die Studiendauer von dreieinhalb Jahren verteilt werden ist damit nicht gesetzlich geregelt, sondern liegt in den Händen einer jeden finnischen Hochschule. Die Qualität des Studiums wird durch ein Zertifikat bestätigt, das sechs Jahre gültig ist (Finnish Higher Education Evaluation Council, 2010). Diese Qualitätsprüfung ist allerdings unabhängig vom Physiotherapiebereich und wird für alle Studienprofile überprüft und vergeben. Im Jahre 2003 hat der finnische Physiotherapieverbund 'Finlands Fysioterapeutförbund' einen Katalog veröffentlicht, der zur Qualitätsentwicklung beitragen soll (Finlands Fysioterapeutförbund, 2003). Dieser gibt aber keine inhaltlichen Vorgaben für das Studium vor, die durch die Hochschulen umgesetzt werden sollen. Die Hochschulen sind somit in ihrer Gestaltung der Studiengänge nicht gesetzlich und auch nicht durch den Verband gebunden.

5.1.4.3 Ausbildungsinstitute und Ausbildungsinhalte

In Finnland gibt es sechs Hochschulen an denen man Physiotherapie studieren kann (Helsinki Metropolia University of Applied Sciences, 2015; Oulu University of Applied Science, 2014; Satakunta University of Applied Sciences, 2011; Seinäjoki University of Applied Sciences, 2014; Turku University of Applied Science, 2015; University of Jyväskylä, 2015). An vier Hochschulen ist ein Bachelorstudiengang vorhanden (siehe Tab.7: Tabellarische Übersicht über die Ausbildungsinstitute in Finnland und deren physiotherapeutische Studiengänge). Alle vier Bachelorstudiengänge haben ein öffentlich zugängiges Curriculum auf ihrer Internetseite.

Tabelle 7:   Tabellarische Übersicht über die Ausbildungsinstitute in Finnland und deren physiotherapeutische Studiengänge (Quelle: eigene Darstellung)

Ausbildungsinstitut	Zu erwerbende akademische Grade		
	Bachelor	Master	Doktor
Satakunta University of Applied Sciences	x		
Oulu University of Applied Science	x		
Helsinki Metropolia University of Applied Sciences	x		
Seinäjoki University of Applied Sciences	x	x	
Turku University of Applied Science		x	
University of Jyväskylä		x	x

Im Vergleich der Curricula wird deutlich, dass die Fächer 'Berufs-, Gesetzes- und Staatskunde', sowie 'Anatomie' und 'Physiotherapeutische Befund- und Untersuchungstechniken' an allen vier Hochschulen gelehrt werden. Drei der vier untersuchten Hochschulen bieten die Fächer 'Physiologie', 'Physik und Biomechanik', 'Sprache und Schrifttum', 'Prävention und Rehabilitation' und 'Methodische Anwendung der Physiotherapie in den medizinischen Fachgebieten' an. Die Fächer 'Erste Hilfe und Verband-technik', 'Bewegungslehre", 'Psychologie', 'Bewegungslehre", und 'Krankengymnasti-sche Behandlungstechniken' werden an jeweils zwei Hochschulen unterrichtet. Jeweils eine Hochschule führt die Fächer 'Allgemeine Krankheitslehre', 'Spezielle Krankheitslehre', 'Trainingslehre' und 'Bewegungserziehung' in ihrem Curriculum auf. Die Fächer 'Hygiene', 'Massage', 'Elektrotherapie' und 'Hydrotherapie' werden an keiner der untersuchten Hochschulen unterrichtet.

Zusätzlich werden acht unterschiedliche Fächer in unterschiedlicher Verteilung an den Hochschulen gelehrt. Die Fächer 'Forschungsmethodik' sowie 'Evidenzbasierte Praxis und Forschung' werden in drei der vier Bachelorstudiengänge angeboten. Jeweils an zwei Standorten werden 'Epidemiologie' und 'Diagnostik' vertreten. Jeweils an einer Hochschule kann man die Fächer 'Problembasiertes Lernen', 'Berufseinstieg', 'Unterstützende Dienstleistungen' 'Ernährung und Gesundheit' besuchen. Das Fach 'Problembasiertes Lernen' soll die Studenten in Selbstevaluation und im selbstbestimmten Lernen schulen. In 'Berufseinstieg' bekommen die Studenten Strategien zum Eigenmarketing und erhalten einen Überblick über den Arbeitsmarkt. 'Ernährung und Gesundheit' sollen den Studenten Zusammenhänge von Ernährung

und dem Auftreten von Erkrankung erläutern und in dem Fach 'Unterstützende Dienstleistung' erfahren die Studenten alles zum Thema der Hilfsmit-
telplanung und Versorgung.

5.1.4.4 Zusammenfassung zur Physiotherapie in Finnland

Der Ausbildungsweg zum Beruf des Physiotherapeuten ist in Finnland akademisiert (Finlands Fysioterapeutförbund, 2003). Es ist nicht gesetzlich geregelt welche Inhalte an den Hochschulen gelehrt werden müssen. Auch von
dem finnischen Berufsverbund 'Finlands Fysioterapeutförbund' sind keine
konkreten Vorgaben vorhanden, es wurde lediglich ein Katalog veröffentlicht, der zur Qualitätsentwicklung beitragen soll. Der Bedarf an Physiotherapeuten steigt in Finnland an (Finlands Fysioterapeutförbund, 2003). An
vier der der sechs Hochschulen, die einen Studiengang der Physiotherapie
anbieten, kann man den Bachelorgrad erhalten, der als Mindestzulassung für
den Berufseinstieg notwendig ist. Es werden 16 Fächer, die mit den deutschen Ausbildungsinhalten vergleichbar sind, unterrichtet. Sie treten dabei in
einer unterschiedlichen Häufigkeit in den Curricula auf. Vier der in Deutschland gesetzlich geforderten Unterrichtsfächer werden in Finnland in dem
Umfang nicht unterrichtet. Dafür sind acht zusätzliche Fächer in dem finnischen Bildungsweg der Physiotherapie verankert, die nicht in Deutschland
unterrichtet werden.

5.1.5 Zusammenfassung über die Kursinhalte der internationalen
Bachelorstudiengänge

Insgesamt bieten 35 Hochschulen in Neuseeland, Australien, Schweden und
Finnland einen Studiengang im Bereich der Physiotherapie an. Dabei sind
von den 35 Hochschulen in Neuseeland, sechs in Finnland, acht in Schweden
und 19 in Australien. Auf die 35 Hochschulen entfallen insgesamt 56 Studiengänge mit den Abschlüssen des Bachelors, Masters oder des Doktors. Insgesamt sind von den 56 Studiengängen 29 Bachelorstudiengänge, 22 Masterstudiengänge und fünf Studiengänge bei denen man den Doktorgrad erlangen
kann. Von den 29 Bachelorstudiengängen haben 25 ihr Curriculum öffentlich
zugänglich gemacht. Diese 25 Studiengänge, die einen Bachelorabschluss
mit sich bringen und deren Curricula öffentlich zugänglich war, wurden in
die Untersuchung eingeschlossen.

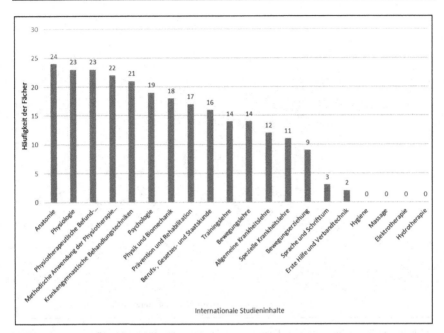

Abbildung 8:   Übersicht der internationalen Studieninhalte im Vergleich zu den Fächern des deutschen Ausbildungsstandards (Quelle: eigene Darstellung)

Insgesamt wurden 16 der 20 Fächer, die in der 'Ausbildungs- und Prüfungsverordnung für Physiotherapeuten' verankert sind, auch in den internationalen Curricula benannt (siehe Abb. 8: Übersicht der internationalen Studieninhalte im Vergleich zu den Fächern des deutschen Ausbildungsstandards). Die drei am häufigsten genannten Fächern aus der in Deutschland gesetzlich verankerten 'Ausbildungs- und Prüfungsverordnung für Physiotherapeuten' sind sowohl 'Anatomie' mit 24 Nennungen als auch 'Physiologie' und 'Physiotherapeutische Befund- und Untersuchungstechniken', die jeweils an 23 Hochschulen unterrichtet werden. Die anderen dreizehn Fächer werden an den Hochschulen mit einer unterschiedlichen Variabilität an Auftreten unterrichtet. Die Range der Nennung reicht dabei von zwei Nennungen in den untersuchten Curricula für das Fach 'Erste Hilfe und Verbandtechnik' bis

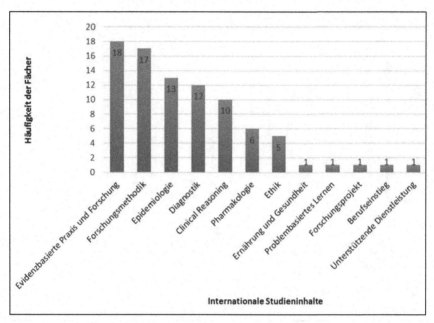

Abbildung 9: Übersicht von Fächern die international im Physiotherapiestudiengang gelehrt werden und deren Häufigkeit (Quelle: eigene Darstellung)

22 Nennungen in den 25 untersuchten Curricula für das Fach 'Methodische Anwendung der Physiotherapie in den medizinischen Fachgebieten'. Vier Fächer der 'Ausbildungs- und Prüfungsverordnung für Physiotherapeuten' werden in keinem der 25 untersuchten Curricula genannt. Dies sind 'Massage', 'Hydrotherapie', 'Elektrotherapie' und 'Hygiene'.

Im zweiten Arbeitsschritt wurden die Fächer dokumentiert, welche in den internationalen Curricula Bestandteile sind, jedoch nicht in der deutschen 'Ausbildungs- und Prüfungsverordnung für Physiotherapeuten' vorkommen (siehe Abb. 9: Übersicht von Fächern die international im Physiotherapiestudiengang gelehrt werden und deren Häufigkeit). Dabei konnten zwölf Fächer notiert werden. An 18 der 25 untersuchten Bachelorstudiengänge wird das Fach 'Evidenzbasierte Praxis und Forschung' unterrichtet. Es ist damit das am häufigsten genannte Fach, das nicht vergleichbar mit einem Fach aus der 'Ausbildungs- und Prüfungsverordnung für Physiotherapeuten' ist. Mit 17 Benennungen wird das Fach der 'Forschungsmethodik' ähnlich häufig unterrichtet. Das Fach 'Epidemiologie' wird an 13 der 25 untersuchten Hochschulen unterrichtet, 'Diagnostik' an zwölf Hochschulen, 'Clinical Reasoning' an zehn Hochschulen, 'Pharmakologie' an sechs Hochschulen und 'Ethik' an insgesamt fünf der 25 Hochschulen. Fünf weitere Fächer, welche durch die Untersuchung herausgefiltert wurden, werden an jeweils einer Hochschule unterrichtet. Dazu gehören 'Ernährung und Gesundheit', 'Problembasiertes Lernen', 'Forschungsprojekt', 'Berufseinstieg' und 'Unterstützende Dienstleistung'.

Insgesamt werden 28 unterschiedlichste Fächer in den internationalen untersuchten Curricula genannt. Von diesen werden 16 ebenfalls in Deutschland unterrichtet und zwölf Fächer sind nicht mit einem Fach aus der 'Ausbildungs- und Prüfungsverordnung für Physiotherapeuten' vergleichbar. Alle 28 Fächer werden in variabler Häufigkeit unterrichtet. Es scheint so, dass die Fächer 'Anatomie', 'Physiologie' und 'Physiotherapeutische Befund- und Untersuchungstechniken' im internationalen Vergleich die Basis der Berufsausbildung darstellen. Zusätzlich scheint der Bereich der Forschung ebenfalls ein wichtiger Baustein in der internationalen Ausbildung der Physiotherapeuten zu sein. Dieser Bereich wird zum einen durch das Fach 'Evidenzbasierte Praxis und Forschung' und zum anderen mit dem Fach 'Forschungsmethodik' abgedeckt. Im Bereich der Forschung mit einhergehend ist das evidenzbasierte Arbeiten, das durch die in den untersuchten Ländern ansässigen Berufsverbände gefordert wird.

5.2 Kursinhalte der Bachelorstudiengänge in Deutschland

Im zweiten methodischen Arbeitsschritt werden alle in Deutschland stattfindenden Bachelorstudiengänge recherchiert und tabellarisch aufgearbeitet. Diese werden in additive/berufsbegleitende Studiengänge und in grundständige/primärqualifizierende Studiengänge gegliedert. In Deutschland wird an neun Hochschulen jeweils ein additiver Studiengang im Fachbereich der Physiotherapie angeboten (siehe Anhang 9). Dabei wird an acht der neun Hochschulen ein Curriculum oder Modulhandbuch veröffentlicht. An insgesamt 21 Hochschulen wird ein primärqualifizierendes Studium der Physiotherapie angeboten (siehe Anhang 10). Vier Hochschulen haben kein öffentlich zugängiges Curriculum auf ihre Internetseite gestellt. Damit konnten acht additive und 17 primärqualifizierende Studiengänge in Bezug auf die Studieninhalte untersucht werden. Im Folgenden wird zunächst ein Vergleich zwischen den Fächern der 'Ausbildungs- und Prüfungsverordnung für Physiotherapeuten' und der Curricula der additiven und primärqualifizierenden Studiengänge angestellt. Anschließend werden die Ergebnisse aus dem Vergleich den international zusätzlich stattfindenden Fächern dargestellt. Es wurde untersucht, welche der international zusätzlich unterrichteten Fächern auch an den deutschen Hochschulen gelehrt werden.

5.2.1 Vergleich der Fächerliste aus der 'Ausbildungs- und Prüfungsverordnung für Physiotherapeuten' mit den Inhalten der deutschen Curricula

Vergleicht man die Fächerliste der deutschen Ausbildung mit den Curricula der acht untersuchten additiven Studiengänge aus Deutschland wird sichtbar, dass acht Fächer in keinem Curriculum genannt werden (siehe Anhang 11). Dazu gehören 'Spezielle Krankheitslehre', 'Hygiene', 'Erste Hilfe und Verbandtechnik', 'Bewegungserziehung', 'Krankengymnastische Behandlungstechniken', 'Massage', 'Elektrotherapie' und 'Hydrotherapie'. Die sechs Fächer 'Berufs-, Gesetzes- und Staatskunde', 'Allgemeine Krankheitslehre', 'Physik und Biomechanik', 'Bewegungslehre'', 'Physiotherapeutische Befund- und Untersuchungstechniken' und 'Methodische Anwendung der Physiotherapie in den medizinischen Fachgebieten' werden nur jeweils in einem Curriculum erwähnt. 'Anatomie', 'Physiologie' und 'Trainingslehre' werden in jeweils zwei additiven Studiengängen unterrichtet. Jeweils vier Nennungen haben die Fächer 'Sprache und Schrifttum' und 'Psychologie'. An fünf der acht untersuchten Hochschulen wird im additiven Physiotherapiestudiengang das Fach 'Prävention und Rehabilitation' unterrichtet.

Im Vergleich zu den additiven Studiengängen wird in den primärqualifizierenden Bachelorstudiengängen in Deutschland jedes Fach der 'Ausbildung und Prüfungsverordnung' mindestens in einem Curriculum erwähnt (siehe Anhang 12). Die Fächer 'Massage', 'Elektrotherapie', 'Hydrotherapie', 'Hygiene' und 'Erste Hilfe und Verbandtechnik' werden in jeweils in einem Curriculum erwähnt. Jeweils zwei Nennungen entfallen auf die Fächer 'Methodische Anwendung der Physiotherapie in den medizinischen Fachgebieten' und 'Bewegungserziehung', jeweils drei Nennungen auf die Fächer 'Berufs-, Gesetzes- und Staatskunde' und 'Bewegungslehre'. Die Fächer 'Krankengymnastische Behandlungstechniken' und Trainingslehre werden an jeweils vier Hochschulen unterrichtet, die Fächer 'Physik und Biomechanik', 'Sprache und Schrifttum' und 'Prävention und Rehabilitation' an fünf Hochschulen. In jeweils sechs Curricula sind die Fächer 'Spezielle Krankheitslehre', 'Allgemeine Krankheitslehre' und 'Psychologie' verzeichnet. Die Fächer 'Physiotherapeutische Befund- und Untersuchungstechniken' und 'Physiologie' werden an sieben Hochschulen unterrichtet. Mit neun Nennungen ist 'Anatomie' das Fach, welches am häufigsten in den 17 primärqualifizierenden Studiengängen unterrichtet wird.

Es scheint, dass bei den additiven Studiengängen eine geringere Intensität auf die Inhalte der Fächer, die in der 'Ausbildungs- und Prüfungsverordnung für Physiotherapeuten' festgelegt sind, aufgebracht wird. Das Fach 'Prävention und Rehabilitation' aus der 'Ausbildungs- und Prüfungsverordnung für Physiotherapeuten' ist mit gut 60 Prozent das am häufigsten unterrichtete Fach in einem additiven Studiengang und dürfte dabei auch über die deutsche Physiotherapieausbildung hinaus thematisch von erheblicher Relevanz zu sein. Innerhalb der primärqualifizierenden Studiengänge werden alle Fächer der 'Ausbildungs- und Prüfungsverordnung für Physiotherapeuten' unterrichtet. Dabei findet 'Anatomie' bei mehr als die Hälfte der Hochschulen Anwendung. Im Vergleich zu den additiven Studiengängen wird bei den primärqualifizierenden Studiengängen mehr als das Doppelte an Unterrichtsfächern aus der 'Ausbildungs- und Prüfungsverordnung für Physiotherapeuten' unterrichtet, prozentual auf die Anzahl der untersuchten Hochschulen liegt die Durchführungsquote eines jeden Faches, mit der Ausnahme des Faches 'Anatomie', bei unter 50 Prozent.

5.2.2 Vergleich der international zusätzlich unterrichteten Fächer und deren Auftreten in den deutschen Curricula

Die Liste der Fächer, die im internationalen Vergleich zusätzlich zu den Fächern der deutschen 'Ausbildungs- und Prüfungsverordnung für Physiotherapeuten' angeboten werden, besteht aus zwölf Komponenten. Von diesen zwölf Fächern werden in den additiven Studiengängen in Deutschland acht unterrichtet (siehe Anhang 11). Die Fächer 'Pharmakologie', 'Problembasiertes Lernen', 'Ernährung und Gesundheit' und 'Berufs-einstieg' entfallen. Die Fächer 'Evidenzbasierte Praxis und Forschung', 'Forschungsme-thodik' und 'Clinical Reasoning' werden in einem vergleichbaren Umfang in sieben der acht untersuchten additiven Studiengänge unterrichtet. Ein 'Forschungsprojekt' muss an der Hälfte der untersuchten Hochschulstudiengänge angefertigt werden. Die Fächer 'Epidemiologie' und 'Ethik' werden an jeweils drei der acht Hochschulen unterrichtet. Die 'Diagnostik' wird an zwei Hochschulen vertieft, das Fach 'Unterstützende Dienstleistung' ist im Vergleich zur internationalen Fächerliste ähnlich an einer deutschen Hochschule vertreten.

Innerhalb der primärqualifizierenden Studiengänge in Deutschland scheint eine ähnliche Tendenz gegeben zu sein (siehe Anhang 12). Die Fä-

Tabelle 8:   Die fünf am häufigsten genannten Fächer in den internationalen Curricula (ohne Fächer der deutschen 'Ausbildungs- und Prüfungsverordnung für Physiotherapeuten') (Quelle: eigene Darstellung)

Ranking	Internationale Studiengänge	Prozentualer Anteil der Hochschulen
1	Evidenzbasierte Praxis und Forschung	72%
2	Forschungsmethodik	68%
3	Epidemiologie	52%
4	Diagnostik	48%
5	Clinical Reasoning	40%

cher 'Ernährung und Gesundheit' und 'Problembasiertes Lernen' sind in keinem der 17 untersuchten Curricula zu finden. Das Fach 'Evidenzbasierte Praxis und Forschung' ist mit 15 Nennungen das am häufigsten aufgelistete Fach. Eine Nennung weniger hat das Fach 'Forschungsmethodik'. Das Fach "Clinical Reasoning" wird an zehn der 17 Hochschulstudiengänge unterrichtet. 'Diagnostik' wird in acht der 17 Curricula genannt, die Fächer 'Epidemiologie' und 'Forschungsprojekt' in sechs Curricula. Das Fach 'Ethik' wird an vier Hochschulen unterrichtet. Jeweils zwei Nennungen entfallen auf die Fächer 'Berufseinstieg' und 'Unterstützende Dienstleistungen'. 'Pharmakologie' wird einmal genannt.

Fächer, die im ersten methodischen Arbeitsschritt in den internationalen Curricula recherchiert wurden, werden zum Teil auch in den deutschen Hochschulcurricula benannt. Die fünf Fächer, die in der internationalen Recherche zusätzlich zur deutschen 'Ausbildungs- und Prüfungsverordnung für Physiotherapeuten' am häufigsten genannt wurden, sind 'Evidenzbasierte Praxis und Forschung', 'Forschungsmethodik', 'Epidemiologie', 'Diagnostik' und 'Clinical Reasoning' (siehe Tab. 8: Die fünf am häufigsten genannten Fächer in den internationalen Curricula (ohne Fächer der deutschen 'Ausbildungs- und Prüfungsverordnung für Physiotherapeuten')). Das Fach 'Evidenzbasierte Praxis und Forschung' wird an 72 Prozent der untersuchten Hochschulen unterrichtet, 'Forschungsmethodik' zu 68 Prozent und 'Epidemiologie' zu 52 Prozent. Die Fächer 'Diagnostik' und 'Clinical Reasoning' erlangen 48 Prozent beziehungsweise 40 Prozent.

Bei den deutschen additiven Studiengängen sind die am häufigsten unterrichteten Fächer 'Evidenzbasierte Praxis und Forschung', 'Forschungsmethodik', 'Clinical Reasoning', 'Forschungsprojekt' sowie die Fächer 'Epidemi-

Tabelle 9: Die fünf am häufigsten genannten Fächer in den Curricula der additiven Studiengänge (ohne Fächer der deutschen 'Ausbildungs- und Prüfungsverordnung für Physiotherapeuten') (Quelle: eigene Darstellung)

Ranking	Additive Studiengänge	Prozentualer Anteil der Hochschulen
1	Evidenzbasierte Praxis und Forschung	87,5 %
2	Forschungsmethodik	87,5 %
3	Clinical Reasoning	87,5 %
4	Forschungsprojekt	50 %
5	Epidemiologie /Ethik	37,5%

ologie' und 'Ethik', welche beide dreimal genannt werden (siehe Tab. 9: Die fünf am häufigsten genannten Fächer in den Curricula der additiven Studiengänge (ohne Fächer der deutschen 'Ausbildungs- und Prüfungsverordnung für Physiotherapeuten')). Die Fächer 'Evidenzbasierte Praxis und Forschung', 'Forschungsmethodik' und 'Clinical Reasoning' werden an 87,5 Prozent der untersuchten internationalen Hochschulen unterrichtet. In 50 Prozent der Curricula wird 'Forschungsprojekt' dokumentiert und an 37,5 Prozent der Hochschulen werden die Fächer 'Epidemiologie' und 'Ethik' unterrichtet.

In den deutschen primärqualifizierenden Studiengängen werden die Fächer 'Evidenzbasierte Praxis und Forschung', 'Forschungsmethodik', 'Clinical Reasoning', 'Diagnostik' und die jeweils sechsmal genannten Fächer 'Epidemiologie' und 'Forschungsprojekt' zusätzlich zur Fächerliste der 'Ausbildungs- und Prüfungsverordnung' am häufigsten unterrichtet (siehe Tab.10: Die fünf am häufigsten genannten Fächer in den Curricula der primärqualifizierenden Studiengänge (ohne Fächer der deutschen 'Ausbildungs- und Prüfungsverordnung für Physiotherapeuten')). Das Fach Fächer 'Evidenzbasierte Praxis und Forschung' wird an 88 Prozent der Hochschulen unterrichtet und das Fach 'Forschungsmethodik' an 82 Prozent der Hochschule. 'Clinical Reasoning' erscheint in 59 Prozent der Hochschulcurricula, 'Diagnostik' in 47 Prozent und 'Epidemiologie' und 'Forschungsprojekt' mit jeweils 35 Prozent.

Vergleicht man die Auflistung der internationalen Curricula mit denen der deutschen additiven und primärqualifizierenden Studiengänge lässt sich feststellen, dass jeweils das Fach 'Evidenzbasierte Praxis und Forschung' am häufigsten unterrichtet wird. Die Fächer 'Forschungsmethodik' und 'Clinical Reasoning' erhalten bei den additiven Studiengängen die identische Häufigkeit. Bei den internationalen und primärqualifizierenden Studiengängen ist 'Forschungsmethodik' das am zweithäufigsten unterrichtete Fach. 'Clinical

Reasoning' ist innerhalb der primärqualifizierenden Studiengänge am dritt-
häufigsten benannt, bei den internationalen Studiengängen ist es das Fach
'Epidemiologie'. Das Fach 'Diagnostik' wird mit rund 47,5 Prozent an jeder
zweiten internationalen und primärqualifizierenden Hochschule unterrichtet.
Ebenfalls an jeder zweiten Hochschule findet 'Forschungsprojekt' in den additiven Studiengängen statt. 'Clinical Reasoning' ist in der Liste der internationalen Fächer am fünfhäufigsten genannt. An etwa 36 Prozent der additiven
und primärqualifizierenden Studiengänge wird 'Epidemiologie' unterrichtet.
Ähnlich häufig wird 'Forschungsprojekt' bei den primärqualifizierenden Studiengängen und 'Ethik' bei den additiven Studiengängen benannt.

Tabelle 10: Die fünf am häufigsten genannten Fächer in den Curricula der primärqualifizierenden Studiengänge (ohne Fächer der deutschen 'Ausbildungs- und Prüfungsverordnung für Physiotherapeuten') (Quelle: eigene Darstellung)

Ranking	Primärqualifizierende Studiengänge	Prozentualer Anteil der Hochschulen
1	Evidenzbasierte Praxis und Forschung	88 %
2	Forschungsmethodik	82 %
3	Clinical Reasoning	59 %
4	Diagnostik	47 %
5	Epidemiologie /Forschungsprojekt	35 %

Es zeigt sich, dass das Erlernen von evidenzbasierten Grundfertigkeiten
in der Forschung und in der täglichen Praxis im internationalen Berufsfeld
der Physiotherapie notwendig ist. Auch die Studiengänge in Deutschland
haben es sich zur Aufgabe gemacht evidenzbasiertes Arbeiten zu vermitteln.
International ist 'Forschungsmethodik' ebenfalls ein häufig auftretendes Fach.
Die deutschen Hochschulen vermitteln auch dieses Wissen in einer hohen
Anzahl von Studiengängen. 'Diagnostik' scheint in den primärqualifizierenden Studiengängen im internationalen Vergleich eine ähnliche Wichtigkeit
zu haben. Die additiven Studiengänge setzen vermehrt auch 'Forschungsprojekt' und befähigen die Studenten wissenschaftliche Arbeiten und Forschungsprojekte zu erstellen und zu leiten.

5.2.3   Auflistung der zusätzlich unterrichteten Fächer innerhalb der deutschen Curricula

Zusätzlich zu den bereits genannten Fächern, welche in der 'Ausbildungs- und Prüfungsverordnung für Physiotherapeuten' vorkommen und in den internationalen Studiengängen genannt werden, werden in den additiven Studiengängen weitere 13 Fächer in den Curricula erwähnt (siehe Anhang 11). An jeweils einer Hochschule werden die Fächer 'Inklusion im therapeutischen Handeln', 'direct access', 'Aspekte der Lebensspanne', 'Sportmedizin', 'Leistungssteigerung im Sport', 'Gender' und 'Marktorientiertes Handeln' unterrichtet. Jeweils in zwei Hochschulcurricula werden die Fächer 'Wissenschaftliche Theoriebildung' und 'Interdisziplinäres Handlungsfeld' aufgelistet. Drei Hochschulen unterrichten jeweils 'Therapietheorien und –modelle' und 'Neurowissenschaften'. Die höchste Anzahl an Nennungen erreichen die Fächer 'Gesundheitspädagogische Kompetenzen' sowie 'Qualitätsmanagement' mit jeweils vier Nennungen.

In den primärqualifizierenden Studiengängen werden 14 zusätzliche Fächer unterrichtet, die in einer unterschiedlichen Anzahl in den Curricula vorkommen (siehe Anhang 12). Dabei sind fünf Fächer identisch zu den additiven Studiengängen. Dazu gehört das Fach 'Therapietheorien und - modelle' mit vier von 17 möglichen Nennungen, 'Gesund-heitspädagogische Kompetenzen' mit sechs Nennungen, 'Qualitätsmanagement' mit sieben Nennungen, 'Interdisziplinäres Handlungsfeld' welches an acht Hochschulen unterrichtet wird und 'Neurowissenschaften' an sechs Hochschulen. Das Fach 'Kommunikation und Gesprächsführung' gehört mit dem Fach 'Interdisziplinäres Handlungsfeld' zu den am häufigsten genannten Fächern. Beide werden an jeweils acht Hochschulen unterrichtet. Die Fächer mit den Titeln 'Geriatrie' und 'Management' werden an jeweils drei Hochschulen unterrichtet, 'Unternehmerisches Handeln in Gesundheitsunternehmen' und 'Sportmedizin' an zwei Hochschulen und 'Informationstechnologie im Gesundheitswesen', 'Sportphysiotherapie', 'Professionalisierung' und 'Ökonomie' an jeweils einer Hochschule.

5.3 Beantwortung der Fragestellungen und Hypothesen

In diesem Kapitel sollen die in 'Kapitel 3' formulierten Fragestellungen beantwortet und die Hypothesen verifiziert werden. Dafür werden zunächst die Fragstellungen und Hypothesen dargestellt, im Anschluss werden diese beantwortet.

Frage I: Welcher Abschluss befähigt Physiotherapeuten in den Ländern, die einen vollständigen Direktzugang haben, den Beruf eines Physiotherapeuten auszuüben?

Hypothese I: Im internationalen Vergleich lässt sich feststellen, dass alle Länder mit einem vollständigem Direktzugang zur Physiotherapie das Studium als Ausbildungsstruktur für Physiotherapeuten gesetzlich verankert haben. Als Grundvoraussetzung zur Berufszulassung ist ein Bachelorabschluss im Bereich der Physiotherapie notwendig.

Zunächst stellte sich die Frage, welchen Abschluss Physiotherapeuten in den Ländern mit einem vollständigen Direktzugang benötigen, um den Beruf eines Physiotherapeuten ausüben zu dürfen. Es wurde daraufhin die Hypothese aufgestellt, dass alle Länder mit einem vollständigen Direktzugang zur Physiotherapie das Studium als Ausbildungs-struktur gesetzlich verankert haben. Somit muss als Grundvoraussetzung zur Berufszu-lassung mindestens ein Bachelorabschluss im Fachbereich notwendig sein. Nach Untersuchung und Darstellung der Ergebnisse im vorangegangenen Kapitel kann diese Hypothese bestätigt werden, denn in allen Ländern mit einem vollständigen Direktzu-gang ist ein Studium im Bereich der Physiotherapie notwendig um als Physiotherapeut arbeiten zu dürfen (siehe Anhang 3). Dabei ist der Bachelor als Mindestanforderung für die Berufszulassung zu sehen. In weiterer Schritten kann in allen untersuchten Ländern auch ein Masterabschluss und der Doktor erreicht werden. Diese Abschlüsse sind für die Aufnahme des Berufs in der täglichen Praxis allerdings nicht relevant. Vielmehr werden die Therapeuten mit einem Master oder Doktor weiter befähigt in der Forschung oder Lehre zu arbeiten.

Frage II: Welche Unterschiede in der Regelung der Ausbildungsinhalte lassen sich im internationalen Vergleich feststellen?

Hypothese II: Im internationalen Vergleich wird sichtbar, dass die Ausbildungsinhalte auf Länderebene und somit auch für die Curricula der Hochschulen einheitlich festgelegt sind.

In den weiteren Arbeitsschritten der vorliegenden Masterarbeit wurde untersucht, welche Unterschiede in der Regelung der Ausbildungsinhalte sich im internationalen Vergleich feststellen lassen. Es wurde vermutet, dass die Ausbildungsinhalte auf Länderebene gesetzlich geregelt und somit auch für die Curricula der Hochschulen einheitlich festgelegt sind. Diese Aussage kann falsifiziert werden, denn in allen vier untersuchten Ländern werden die Ausbildungsinhalte nicht gesetzlich auf Länderebene festgelegt. Somit sind auch in keinem der untersuchten Länder die Curricula an den Hochschulen gleich.

In Australien werden die 'Australian Standards for Physiotherapie' als Grundlage für die Lehrpläne festgelegt (Australian Physiotherapy Council, 2006). Es gelten national zwar somit nahezu einheitliche Lehrrichtlinien für die Physiotherapiestudenten. Eine andere gesetzliche einheitliche Vorgabe existiert jedoch nicht. Eine gesetzliche Vorgabe für Ausbildungsinhalte der Physiotherapiecurricula in Neuseeland existiert ebenfalls nicht. Alleine der neuseeländische Dachverband der Physiotherapie 'Physiotherapy New Zealand' hat den 'Code of Ethics and Professional Conduct' als Grundlage für Ausbildung und Arbeit veröffentlicht (Physiotherapy New Zealand, 2015b). Konkrete Ausbildungsinhalte werden dadurch nicht festgelegt, sondern vielmehr das Verhalten für das Studium und das Berufsleben vorgegeben. Die Curricula in Neuseeland sind damit nur bedingt an Vorgaben gebunden, ein einheitlicher Ausbildungsstandard liegt damit in Neuseeland nicht vor.

Auch in Schweden sind die Ausbildungsinhalte nicht gesetzlich verankert. Die Qualität und die Inhalte der Physiotherapieausbildung wird durch eine jährlich stattfindende Sitzung mit Vertretern aller Hochschulen diskutiert (Häger-Ross & Sundelin, 2007). Die Hochschulcurricula sind daher auch inhaltlich unterschiedlich und mit unterschiedlichen Schwerpunkten strukturiert. In Finnland gibt es ebenfalls keine gesetzliche Grundlage die sich mit den Inhalten des Physiotherapiestudiums auseinandersetzt (Finlands Fysioterapeuter, 2012). Auch die finnischen Berufsverbände geben keine inhaltlichen Qualitätsziele des Physiotherapiestudiums vor. Somit liegt es in den Händen einer jeden finnischen Hochschule, wie sie die Inhalte des Curriculums strukturiert.

Zusammenfassend lässt sich somit sagen, dass in jedem Land unterschiedliche inhaltliche Curricula vorliegen können. Diese können sich damit auf Landesebene voneinander unterscheiden.

Frage III: Welche Kompetenzen erlangen Physiotherapeuten durch die Ausbildung in den untersuchten Ländern, sodass diese den Direktzugang erhalten haben?

Hypothese III: Physiotherapeuten in den untersuchten Ländern, die einen Direktzugang für Physiotherapeuten erlauben, sind akademisiert und haben eine gezielte Ausbildung im Bereich Diagnostik erhalten.

Weiterhin soll durch die Untersuchung der Masterarbeit die Frage beantwortet werden, welches zusätzliches Wissen den Physiotherapeuten durch die Ausbildung in den untersuchten Ländern vermittelt wird, sodass diese befähigt sind den Direktzugang durchführen zu dürfen. Zum einen wird vermutet, dass die Physiotherapeuten akademisiert sind und zum anderen, dass die Physiotherapeuten ein umfangreiches Wissen im Bereich der Diagnostik erhalten. Es kann bestätigt werden, dass die Ausbildung zum Physiotherapeuten in den vier untersuchten Ländern über ein Studium erfolgt. Somit sind alle national ausgebildeten Physiotherapeuten in Neuseeland, Australien, Schweden und Finnland akademisiert.

Das Fach 'Physiotherapeutische Befund- und Untersuchungstechniken', welches in der 'Ausbildungs- und Prüfungsverordnung für Physiotherapeuten' als Grundlagenfach der deutschen Ausbildung vorgeschrieben wird, wird in einem ähnlichen Umfang an 23 der 25 untersuchten Hochschulen unterrichtet. Es scheint, dass der Bereich der Diagnostik einen hohen Stellenwert in der internationalen Physiotherapieausbildung einnimmt und damit auch als Voraussetzung für den Direktzugang gesehen werden kann. Zusätzlich zum Fach 'Diagnostik', welches in dem Umfang an zwölf Hochschulen unterrichtet wird, werden noch drei Fächer, die in diesem Umfang nicht in der 'Ausbildungs- und Prüfungsverordnung für Physiotherapeuten' vorkommen, häufiger unterrichtet. Dazu gehören 'Evidenzbasierte Praxis und Forschung' mit 18 Nennungen in den 25 untersuchten Curricula, 'Forschungsmethodik' mit 17 Nennungen und 'Epidemiologie' mit 13 Nennungen. Es kann gezeigt werden, dass Forschung und das Erstellen und Verstehen von wissenschaftlichen Beiträgen ebenso wie ein breites grundlegendes Wissen an Populationen und Umwelteinflüsse im Bereich der Gesundheitsförderung weitere wichtige Voraussetzungen zum Direktzugang sind.

Frage IV: Werden in den Bachelorstudiengängen in Deutschland die gleichen Fächer im Vergleich zu den internationalen Studiengängen in Neuseeland, Australien, Finnland und Schweden unterrichtet?

Hypothese IV: Im Vergleich zu den international untersuchten Studiengängen werden in den deutschen Bachelorstudiengängen die gleichen Fächer unterrichtet, sodass Studenten der Physiotherapie in Deutschland im internationalen Vergleich den gleichen Wissensstand erlangen.

Im zweiten Untersuchungsschritt wurden in der vorliegenden Arbeit die Inhalte der Fächer der internationalen Studiengänge aus Neuseeland, Australien, Finnland und Schweden mit einer Auswahl der Curricula die Bachelorstudiengänge in Deutschland verglichen. Die Autorin geht davon aus, dass im Vergleich zu den international untersuchten Studiengängen in den deutschen Bachelorstudiengängen gleiche Fächer unterrichtet werden. Damit erlangen Studenten in Deutschland im internationalen Vergleich den gleichen Wissensstandard wie die Physiotherapiestudenten in Neuseeland, Australien, Schweden und Finnland. Im Vergleich der zusätzlichen Fächerliste, die im ersten methodischen Arbeitsschritt erstellt wurde, mit den Curricula der deutschen Hochschulen zeigt sich, dass ein großer Anteil der Fächer ebenfalls in Deutschland unterrichtet wird. Dabei werden in den primärqualifizierenden Studiengängen tendenziell mehr Fächer unterrichtet, was sich auf die Dauer des Studiums zurückführen lässt.

Scheinbar besonders relevante Fächer der internationalen Studiengänge werden vergleichbar häufig auch in den deutschen Hochschulen unterrichtet. Dabei macht es kaum einen Unterschied, ob ein additiver oder ein primärqualifizierender Studiengang besucht wird. Lediglich das Fach der Diagnostik scheint bei den additiven Studiengängen eine geringere Wichtigkeit zu haben. Dort stehen das evidenzbasierte Arbeiten, klinische Entscheidungsfindung und Forschungsmethoden im Vordergrund. Zusammenfassend lässt sich sagen, dass in den primärqualifizierenden Studiengängen im Vergleich zu den internationalen Studiengängen eine ähnliche Gewichtung an der Durchführung an Fächern vorliegt. Die Hypothese, dass gleiche Fächer unterrichtet werden, kann somit teilweise bestätigt werden. Anhand des Vergleichs der angebotenen Fächer kann daher vermutet werden, dass Studenten in Deutschland im Vergleich zu den international studierenden Physiotherapeuten somit ähnliches Wissen vermittelt bekommen. Eine genaue Aussage über das Unterrichtsniveau lässt die Untersuchung allerdings nicht zu.

6 Diskussion

In diesem Kapitel werden die Vorgehensweise der Methodik und die daraus resultierenden Ergebnisse kritisch hinterfragt. Im Anschluss findet eine allgemeine Diskussion statt, bei der grundsätzliche Anmerkungen zum Thema Direktzugang und über Ergebnis der vorliegenden Masterarbeit erfolgen.

6.1 Methodendiskussion

Es wird nun das methodische Vorgehen der vorliegenden Masterarbeit diskutiert. Zunächst sollte in Bezug auf das Exposé erwähnt werden, warum nicht Kanada als Vergleichsland gewählt wurde. Dies geht auf die Entscheidung der Autorin zurück, jeweils nur zwei europäische und zwei nicht-europäische Länder in den Vergleich einzubringen. Desweiteren ist in Kanada der Direktzugang nur bei privaten Zahlern möglich und ist auch nicht vollständig im Land verbreitet.

Die Literaturrecherche wurde über einen Zeitraum von fünf Wochen betrieben. Diese fand vor allem in der englischsprachigen Literatur statt. Die Autorin verfügt über gute Englisch-Kenntnisse, allerdings wurde bei nicht-bekannten Begriffen das Übersetzungsprogramm 'Linguee.de' hinzugezogen. Die Richtigkeit des Programms oder die Exaktheit der freien Übersetzung durch die Autorin kann jedoch nicht immer gewährleistet werden. Bei Unstimmigkeiten zwischen der Übersetzung durch die Autorin und dem Übersetzungsprogramm 'Linguee.de' wurden Dritte befragt oder auf das zweite Über-setzungsprogramm 'freetranslation.com' zurückgegriffen. Somit sollte der Bias der Übersetzung der englischsprachigen Literatur gering ausfallen. Analog wurden die englischsprachigen Curricula der Hochschulen übersetzt. Dies bezieht sich auf alle Curricula aus den Ländern Australien und Neuseeland. In Schweden waren vier der sechs untersuchten Curricula ebenfalls in englischer Sprache, zwei waren nur in der Landessprache verfügbar. In Finnland waren jeweils zwei der untersuchten Curricula in englischer und finnischer Sprache auf den jeweiligen Hochschulseiten zu finden. Da die Autorin sowohl die finnische als auch die schwedische Sprache nicht beherrscht, erfolgte die Übersetzung der finnischen Curricula über die Übersetzungsprogramme 'tolin-go.com' und 'Google Übersetzer', die Übersetzung der schwedischen Curricula ebenfalls über das Übersetzungsprogramm 'tolingo.com' und dem 'Deutsch-Schwedisches Wörterbuch'. Bei Unstimmigkeiten der finnischen und schwedischen Übersetzungsprogramme wurde auf Kenntnisse Dritter zurückgegriffen.

Auch die Literaturrecherche zum Thema Gesetzmäßigkeiten des Physiotherapiestudiums in Finnland und Schweden war durch die fehlende englische Literatur erschwert. Statistiken und Gesetzes werden in der einheimischen Sprache verfasst, sodass auch hier die Autorin auf die Übersetzungsprogramme 'tolingo.com' und 'Google Übersetzer' sowie dem 'Deutsch-Schwedische Wörterbuch' zurückgreifen musste. Literatur sowie die Curricula aus Schweden und Finnland können einem Übersetzungsbias unterliegen. Durch die unterschiedlichen Übersetzungsprogramme und der Übersetzung durch Dritte sollte aber - ähnlich wie in der englischen Literatur und Curricula - der Bias geringgehalten sein.

Ebenfalls durch reduzierte Sprachkenntnisse im Finnischen und Schwedischen können Studiengänge bei der Recherche übersehen worden sein. Um diesen Bias weitestgehend gering zu halten wurden unterschiedliche Recherchewege gewählt. Zunächst wurde für jedes teilnehmende Land die Recherche über 'Google' mit dem jeweiligen englischen und landessprachlichen Ländernamen sowie die Bezeichnungen 'B.Sc. Physiotherapy' und 'B.Sc. Physiotherapy and Rehabilitation', sowie der Begriff 'study' durchgeführt. In einem weiteren Schritt wurde nach Internetseiten des jeweiligen Landes gesucht, auf der Studiengänge gesammelt zu finden sind. Im Anschluss wurden die Suchergebnisse der beiden Recherchen miteinander verglichen und gegebenenfalls ergänzt. Durch die doppelten Recherchevorgänge sollten möglichst alle Physiotherapie-studiengänge erfasst werden. Möglich ist es dennoch, dass Studiengänge nicht erfasst wurden, da diese nicht durch die Suchmaschinen oder durch die allgemeinen Recher-cheseiten für Studiengänge nicht unterstützt werden. Das Fehlen einzelner Studengänge kann sich ebenfalls als Bias auf die Ergebnisse ausgewirkt haben.

In Australien und Schweden haben jeweils zwei Hochschulen kein Curriculum öffentlich zugänglich gemacht, in Neuseeland und Finnland dagegen sind alle Curricula auf den Internetseiten einsehbar. Auch auf Anfragen per E-Mail konnten die Curricula nicht eingeholt werden. Dadurch fehlen 16 Prozent der zu untersuchenden Daten, was sich wiederum auf das Ergebnis auswirkt und zu einem verfälschten Gesamtergebnis führen kann. Auch die Ungleichheit an der Verteilung der Hochschulen in den untersuchten Ländern kann die Tendenz des Ergebnisses beeinflussen. So konnten in Australien insgesamt 13 Hochschulen, in Schweden sechs und in Finnland vier

Hochschulcurricula einbezogen werden. Neuseeland war mit zwei Hochschulen das Land mit dem kleinsten Datensatz. Damit hat Australien mehr als die Hälfte aller einbezogenen Datensätze geliefert. Es ist anzunehmen, dass das Ergebnis inhaltlich durch die australische Physio-therapieausbildung geprägt ist, auch wenn die Länder Neuseeland, Schweden und Finnland in der Anzahl der Fächerhäufigkeit ähnliche Tendenzen anzeigen. Im zweiten methodischen Arbeitsschritt wurden alle deutschen Studiengänge der Physiotherapie recherchiert. Um die Wahrscheinlichkeit Studiengänge nicht zu finden gering zu halten wurden hier drei Recherchewege gewählt. Bei 'Google', 'hochschulkompass.de' und 'studienwahl.de' wurde analog zu den internationalen Studiengängen in englischer und deutscher Sprache recherchiert. Es ist anzunehmen, dass die Autorin alle Studiengänge, die im Fachbereich der Physiotherapie in Deutschland stattfinden, aufgefunden hat. Es sei denn, Studiengänge wurden nicht im Internet beworben.

Die Recherche der deutschen Curricula erfolgte über die jeweilige Internetpräsenz der teilnehmenden Hochschule. Hierbei wurde an vier Hochschulen kein Curriculum gefunden, was nicht durch ungenügende Sprachkenntnisse entstanden sein kann. Ein weiterer Studiengang läuft aus und wurde ebenfalls nicht in die Untersuchung einbezogen. Das Fehlen von Curricula kann nicht auf ungenügende Sprachkenntnisse wie im internationalen Vergleich zurückgeführt werden. Der Versuch die Curricula durch E-Mailanfragen zu erhalten wurde nicht unternommen. Insgesamt liegt in Deutschland die Grundgesamtheit, die ein Physiotherapiestudium anbieten, bei insgesamt 30 Hochschulen. Von diesen konnten 25 Curricula in die Untersuchung einfließen. Somit fehlen 17 Prozent der möglichen Daten. Dieser Verlust an Datensätzen hätte durch die E-Mailanfrage nach den Curricula geringer gehalten werden können. Die Bearbeitung der deutschen Curricula sollte sprachlich gesehen zu keinem weiteren Bias geführt haben, da alle Inhalte mit der bereits in deutscher Sprache erstellten Liste verglichen werden konnte.

Ähnlich wie im ersten methodischen Arbeitsschritt stellt sich die Frage, inwieweit die Ergebnislisten der additiven und primärqualifizierenden Studiengänge vergleichbar sind, da sie eine unterschiedliche Anzahl an Grundgesamtheit aufweisen. So wurden 17 primärqualifizierende und acht additive Studiengänge untersucht. Um dennoch einen Vergleich aufstellen zu können wurde die Anzahl der Fächernennungen auf die Anzahl der Hochschulgrundgesamtheit prozentual hochgerechnet. Somit ist ein Vergleich möglich, ist aber statistisch gesehen bei einem Unterschied von neun Datensätzen unsauber. Um ein noch genaueres Ergebnis zu erhalten wäre eine weitere Unterteilung der primärqualifizierenden Studiengänge nötig gewesen. Diese gliedern sich in hochschulintegrierte Studiengänge und ausbildungsbegleitende Studiengänge. Mit dieser Unterteilung wären eventuell gleich große Datensätze entstanden, sodass der Vergleich untereinander sauber wäre, die Anzahl der Datensätze insgesamt bleibt jedoch gleich.

Die Auswertung der internationalen Curricula war zum einen durch die teilweise vorhandene Sprachbarriere gehemmt. Zum anderen waren bei der Lunds Universitet und Karolinska Universitet zwei der sechs untersuchten schwedischen Curricula nur die Fächerbezeichnung und nicht zusätzlich der Fachinhalt dokumentiert. Daher konnte eine Übereinstimmung der Fächer nur erfolgen, wenn diese die gleiche Bezeichnung vorwiesen. Bestand keine Übereinstimmung musste das Fach als neues Kompetenz-fach notiert werden und konnte nicht inhaltlich auf eine Übereinstimmung geprüft werden. Zudem ergab sich sowohl in der Zuordnung der internationalen als auch in der Zuordnung der deutschen Curricula die Situation, dass das Fach in zwei unterschiedlichen Fächern eingeordnet werden kann. In dem Fall wurde das Fach gewählt, das mehr übereinstimmende Merkmale besaß. Dennoch kann es durch eine ungenaue Zuordnung aufgrund von fehlenden Informationen innerhalb der Fächerzuteilung zu einer Beeinflussung der Ergebnisse kommen.

Die Recherche der Bachelorstudiengänge und Hochschulen fand in einem Zeitraum von zwei Wochen statt. Auch die Auswertung der Curricula fand an mehreren Tagen durch die Autorin statt. Es kann somit zu einem zeitlichen Bias und personenbezogenen Bias, durch zum Beispiel einer falschen Übersetzung oder Zuordnung gekommen sein. Zusammenfassend lässt sich sagen, dass vor allem Bias innerhalb der Methodik durch Sprachbarrieren entstanden sind. Vor allem Literaturrecherche und die Übersetzung der Curricula waren dadurch betroffen. Die Zuordnung der Fächer war ebenfalls erschwert, was sich möglicherweise auf die Qualität der Ergebnisse auswirken könnte.

6.2 Ergebnisdiskussion

In diesem Kapitel werden die Ergebnisse der Fragen und Hypothesen sowie die statistischen Ergebnisse kritisch erörtert. In jedem Land, das einen vollständigen Direktzugang für Physiotherapeuten besitzt, muss jeder Physiotherapeut eine zwölfjährige Schulausbildung mit einem gymnasialen Abschluss absolviert haben. Erst dann ist ein Studium im Fachbereich der Physiothera-

pie möglich. Weiterhin ist festzuhalten, dass alle untersuchten Länder zunächst die Physiotherapie über eine Ausbildung an Fachschulen unterrichtet
haben. Erst im Laufe der Entwicklung entstanden zunächst ausbildungsintegrierte und später grundständige Studiengänge. Diese schlossen zunächst mit
einem Diplomabschluss, später mit Bachelor- oder Masterabschluss (Chipchase, 2006; Finlands Fysioterapeuter, 2012; Leinich, 2014; Nicholls, 2013).
Ein akademischer Abschluss im Fachbereich ist somit Voraussetzung für den
Physiotherapieberuf. Weiterhin sollte erwähnt werden, dass sowohl in Australien als auch in Neuseeland, Finnland und Schweden dem Direktzugang
immer die Einführung der Studiengänge vorausging. Reflektiert man diese
Situation auf die in Deutschland, müssten alle Ausbildungsgänge durch ein
Studium ersetzt oder ergänzt werden. Dies hätte zur Folge, dass nur Abitur-
absolventen den Beruf ausüben dürften. Die Akademisierung des Physiothe-
rapieberufes in Deutschland könnte unter diesem Aspekt die Einführung des
Direktzuganges unterstützen. Fraglich ist jedoch wie die weitere Umsetzung
der Akademisierung von statten gehen soll, auch unter dem Aspekt, dass von
2003 bis 2013 etwa 2.759 Bachelorabsolventen und von 2006 bis 2013 etwa
167 Masterabsolventen aus einem Studiengang der Physiotherapie hervorge-
gangen sind. Das entspricht einer Quote von 2,3 Prozent von akademisierten
Physiotherapeuten an der Gesamtanzahl in Deutschland in einem Zeitraum
von etwa zehn Jahren (Deutscher Verband für Physiotherapie, 2015). Die
Akademisierung und das Aufbauen der Studiengänge in Deutschland kann
auch ein Grund sein, warum die Anzahl der Physiotherapieschüler deutschlandweit zurückgeht. So sank die Anzahl der Physiotherapieschüler innerhalb
von 5 Jahren um etwa 2.500 Schüler.

Weiterhin sollte beachtet werden, dass zwischen Akademisierung und
Direktzugang in den untersuchten Ländern durchschnittlich 19,75 Jahre, mit
einer Range von acht bis 27 Jahren, liegen. Die durchschnittliche Gesamtzeit
der Akademisierung in den untersuchten Ländern liegt zum heutigen Zeitpunkt bei 41,75 Jahren, mit einer Range von 23 bis 64 Jahren. In Deutschland ist es seit 14 Jahren möglich einen Studiengang zu besuchen. Im Unterschied zu den anderen Ländern wurden die Fachschulen jedoch nicht gegen
die Hochschulen ausgetauscht, sondern es sind beide Bildungswege weiterhin möglich um den Beruf des Physiotherapeuten ausüben zu können. Damit
herrscht international mindestens ein 'Bildungsniveau 6' der acht Niveaustu-
fen aus dem 'Deutschen Qualifikationsrahmen', in Deutschland sind der größte Teil der Physiotherapeuten in 'Bildungsniveau 4' einzustufen (Bundesministerium für Bildung und Forschung, 2015). Das höhere Bildungsniveau in

der Grundgesamtheit der internationalen Physiotherapeuten geht dabei auch mit einer durchschnittlich längeren Akademisierungsphase einher.

Desweiteren wurde innerhalb der vorliegenden Arbeit untersucht, inwieweit sich Unterschiede in der Regelung der Ausbildungsinhalte feststellen lassen. Es wird angenommen, dass der Inhalt der Studiengänge auf Länderebene festgelegt wird. Die Aussage kann falsifiziert werden, denn in keinem der untersuchten internationalen Länder wurden vergleichbare Gesetzmäßigkeiten wie die 'Ausbildungs- und Prüfungsverordnung für Physiotherapeuten' gefunden. Auch in Deutschland obliegt der Inhalt der Studiengänge der Hochschulen. Die Qualität der deutschen Studiengänge soll durch Akkreditie-rungsverfahren gewährleistet werden. Diese Verfahren werden alle sieben Jahre regelmäßig wiederholt (Akkreditierungsrat, 2013). Im Vergleich dazu wird die Qualität und Inhalte der schwedischen Studiengänge jährlich innerhalb einer Sitzung diskutiert und inhaltliche Veränderungen gegebenenfalls vorgenommen (Häger-Ross & Sundelin, 2007). Zudem wird eine Akkreditierung durch die 'Swedish Higher Education Authority' durchgeführt (Swedish Higher Education Authority, 2015).

Ähnlich wie in Deutschland wird in Finnland eine Akkreditierung vorgenommen, die sechs Jahre Gültigkeit besitzt (Finnish Higher Education Evaluation Council, 2010). Auch Australien und Neuseeland führen Akkreditierungen durch und wollen so die strukturelle Qualität der Studiengänge gewährleisten (Australian Physiotherapy Council, 2006; NZQA, 2015). Es lässt sich somit vermuten, dass die internationalen und deutschen Studiengänge eine ähnliche Qualität, was strukturelle Gegebenheiten innerhalb eines Studiums betrifft, vorweisen. Inhaltlich wird jedes Land durch die Verbände geleitet, sodass die Curricula innerhalb eines jeden Landes ähnlich sind (Australian Physiotherapy Council, 2006; Finlands Fysioterapeuter, 2012; Fysioterapeutförbund, 2003; Physiotherapy New Zealand, 2015b). Aber auch im Vergleich der untersuchten internationalen Länder kann anhand der vorliegenden tabellarischen Ergebnisse eine ähnliche Anzahl der Fächerverteilung festgestellt werden (siehe Anhang 5 bis 8). Die Ergebnisse aus Neuseeland sollten dabei aufgrund des kleinen Datensatzes nur als schwache Tendenz gewertet werden. Neuseeland, Schweden, Finnland und Australien unterrichten somit scheinbar ähnliche Fächer, über die genauen Inhalte und deren Qualität kann jedoch keine Aussage getroffen werden.

Weiterhin sollte durch die vorliegende Arbeit untersucht werden, aufgrund welcher fachlichen Kompetenzen ein Direktzugang in anderen Ländern möglich ist. Die Autorin vermutet, dass dies auf die gezielte Ausbildung im Bereich der Diagnostik zurück zu führen ist. Die Ergebnisse zeigen, dass es Fächer gibt, die im internationalen Vergleich häufiger in den Curricula genannt wurden. Dazu zählen die Fächer 'Evidenzbasierte Praxis und Forschung', 'Forschungsmethodik' und 'Epidemiologie'. Addiert man jedoch die internationalen Nennungen des Faches 'Physiotherapeutische Befund- und Untersuchungstechniken' aus der Fächerliste der 'Ausbildungs- und Prüfungsverordnung für Physiotherapeuten' hinzu, unterrichten 23 von 25 untersuchten Hochschulen dieses Fach. Hinzu kommt zusätzlich das Fach 'Diagnostik', welches an zwölf der 25 internationalen Hochschulen zusätzlich unterrichtet wird, um den Studenten ein Fachwissen von Analyse und Anwendung von Assessments nahezubringen. Auch wenn die Nennungen für die Fächer separat gesehen niedriger sind, ist die Gesamtheit an Wissen was Befundung und Diagnostik betrifft als deutlich größer anzusehen.

Vergleicht man nun die Fächerliste der Bachelorstudiengänge der internationalen Hochschulen und der deutschen Hochschulen miteinander wird sichtbar, dass gleiche Fächer unterrichtet werden. Diese werden mit einer variablen Gewichtung in Bezug auf die Häufigkeit in den Curricula erwähnt. Es scheint, dass auch in Deutschland das evidenzbasierte Arbeiten und die Forschung in den Therapieberufen integriert werden soll. Die Diagnostik ist in Deutschland im Vergleich zu den vier untersuchten Ländern in den Curricula vergleichsweise gering verbreitet. In den primärqualifizierenden Studiengängen wird das Fach 'Physiotherapeutische Befund- und Untersuchungstechniken' siebenmal unterrichtet, das Fach 'Diagnostik' an acht der 17 Hochschulen (siehe Anhang 10). Damit findet an zwei Hochschulen kein Diagnostikunterricht statt. Dies könnte auf die Vermischung von ausbildungsintegrierte und grundständige Studiengänge zurückgehen, denn bei den ausbildungsintegrierten Studiengängen findet parallel der Unterricht sowohl in der Hochschule als auch an einer Fachschule statt. Somit erhält der Student in der Fachschule Unterricht auf Grundlage der Fächerliste der 'Ausbildungs- und Prüfungsverordnung für Physiotherapeuten'.

Untersucht man die additiven Studiengänge in Deutschland in Hinblick auf die Fächer 'Diagnostik' und 'Physiotherapeutische Befund- und Untersuchungstechniken' wird deutlich, dass auf beide Fächer insgesamt nur drei Nennungen entfallen (siehe Anhang 9). Zurückzuführen lasst sich dies wohlmöglich auf die Tatsache, dass die Studenten das Fach 'Physiotherapeutische Befund- und Untersuchungstechniken' bereits in der vorangegangenen Ausbildung erlernt haben und das fachliche Wissen damit als erlernt gilt. Weiterhin ist das Studium zeitlich begrenzt. Die additiven Studiengänge dauern im Schnitt zweieinhalb Jahre, während die primärqualifizierenden Studiengänge im Schnitt vier Jahre dauern und somit auch mehr Fächer in den Curricula anbieten und durchführen können. Generell liegen bei den additiven Studiengängen die Prozentzahlen im Bereich der Fächerliste der 'Ausbildungs- und Prüfungsverordnung für Physiotherapeuten' unterhalb der Prozentzahlen der primärqualifizierenden und internationalen Studiengänge bei den gleichen Fächern. Weiterhin werden acht Fächer in den additiven Studiengängen im Vergleich zu den primärqualifizierenden Studiengängen nicht unterrichtet. Dies kann ebenfalls auf die geringere Zeitspanne des Studiums sowie der vorausgegangenen Ausbildung zurückgeführt werden.

Vergleicht man die internationalen Studiengänge mit der Fächerliste der 'Ausbildungs- und Prüfungsverordnung für Physiotherapeuten' fällt auf, dass fünf Fächer in den internationalen Curricula ebenfalls nicht genannt und unterrichtet werden. Dazu gehören die Fächer 'Massage', 'Elektrotherapie', 'Hydrotherapie', 'Hygiene', 'Sprache und Schrift-tum'. Dies kann auf die aktuelle Studienlage zurückgeführt werden. So beschreiben Studien, dass die Wirkung von aktiven Maßnahmen effektiver ist als passive Techniken oder passive Techniken nur in Kombination mit aktiven Übungen wirksam sind (Furlan, Giraldo, Baskwill, Irvin & Imamura, 2015). Ebenso ist bei den passiven Techniken häufig nur ein Anfangseffekt festzustellen, so dass über einen längeren Zeitraum die Schmerzen oder Bewegungsbeschwerden wieder auftreten können (Krämer & Nentwig, 1999; Moore & Shurman, 1997). Weiterhin spielt die Wertigkeit beziehungsweise Meinung einer jeden Gesellschaft eine Rolle, ob passive Techniken gewünscht oder als effektiv angesehen werden. So sind in Schweden die Studiengänge der Physiotherapie generell auf aktive Gesundheitsförderung und weniger auf passive Behandlungsmodelle ausgelegt (Leinich, 2014).

Insgesamt lässt sich sagen, dass die Studiengänge in Deutschland im Vergleich zu den internationalen Studiengängen im Aufbau und hinsichtlich der Fächerlisten ähnlich sind. Dabei scheinen die primärqualifizierenden Studiengänge den internationalen Studiengängen von der Fächerverteilung her noch gleichwertiger als die additiven Studiengänge. Die deutsche Ausbildung hat Defizite was evidenzbasiertes Arbeiten und Forschungsmethoden betrifft. Desweiteren werden innerhalb der deutschen Ausbildung Fächer unterrichtet, die scheinbar international als nicht wichtig empfunden werden. Eine Aussage über die Qualität des untersuchten Unterrichts und Unterrichtsstrukturen sowie eine Aussage zum Vergleich der tiefergehenden Inhalte kann jedoch für die Ausbildung und die Studiengänge nicht getroffen werden.

6.3 Allgemeine Diskussion

In diesem Abschnitt soll das Thema Direktzugang nunmehr hinsichtlich seiner Umsetzbarkeit in Deutschland aufgegriffen werden und die Voraussetzungen der untersuchten Länder mit der in Deutschland gesetzlichen Gegebenheiten in Bezug gesetzt werden. Es soll zunächst dargestellt werden, welche Aufgaben Physiotherapeuten in Ländern mit Direktzugang übernehmen und inwieweit sie sich von den Aufgaben der deutschen Physiotherapeuten unterscheiden. In Australien ist es den Physiotherapeuten im Rahmen des Direktzugangs gestattet die Patienten an einen Facharzt zu überweisen. Weiterhin dürfen sie Röntgenbilder oder eine Durchführung einer Computertomographie anordnen (Australian Physiotherapy Association, 2009). Physiotherapeuten werden in Neuseeland durch den Direktzugang vermehrt bei muskuloskeletalen Erkrankungen und funktionellen Einschränkungen aufgesucht (Physiotherapy Board New Zealand, 2015). Ebenso wie die Kollegen in Australien sind die neuseeländischen Physiotherapeuten dazu befähigt Anweisungen für eine Röntgenuntersuchung oder eine Computertomografie zu geben. Sie dürfen ebenfalls Sonografien durchführen und die Ergebnisse der bildgebenden Verfahren zur Diagnostikbildung anwenden (Dannapfel, Peolsson & Nilsen, 2013; Physiotherapy Board New Zealand, 2015). Die Behandlung der Akutpatienten im Krankenhaus in Neuseeland erfolgt jedoch auf Anweisung eines Arztes (Physiotherapy Board New Zealand, 2015). In Schweden und Finnland ist es den Physiotherapeuten ebenfalls erlaubt Diagnosen zu stellen und die Therapieart und Frequenz festzulegen (Finlands Fysioterapeuterna, 2015; Fysioterapeutförbund, 2003).

Es stellt sich nun die Frage, inwieweit in Deutschland Überweisungen zu Fachärzten, bildgebenden Verfahren oder der Anordnung von physiotherapeutischen Maßnahmen gehandhabt werden und in welchem Umfang ähnliche Bedingungen möglich wären. In Deutschland sind die Durchführung für bildgebende Verfahren wie zum Beispiel Röntgen oder Computertomografien nur durch ärztliche Anordnung möglich (Bundesministerium für Justiz und Verbraucherschutz, 2014a). Weiterhin erfolgen offizielle Überweisungen in Deutschland nur durch den Arzt und nicht durch einen Therapeuten (Kassenärztliche Bundesvereinigung & GKV-Spitzenverband, 2015). Die Verordnung für Physiotherapie erfolgt in Deutschland ebenfalls durch den Arzt. Dieser legt auch die Frequenz und Art der Therapie fest (Sozialgesetzbuch, 2014). Die Physiotherapeuten sind somit nicht autonom im Vergleich zu den Kollegen im Ausland.

In allen vier untersuchten Ländern liegt dem physiotherapeutischen ein verschriftlicher ethischer Kodex zugrunde, der den Physiotherapeuten die Verantwortung des eigenständigen Handelns verdeutlicht und die Behandlungen prägen soll. Den Studenten wird nahegelegt, den Inhalt während der Therapie und Forschung anzuwenden. Die Schweden haben ihre ethischen Richtlinien in den 'Etiskaregler för Sjukgymnaster' im Jahre 1996 festgelegt (Fysioterapeuterna, 2015; Leinich, 2014). Neuseelands Physiotherapeuten werden durch den 'Code of Ethics and Professional Conduct' in ihrem Studium und Berufsbild beeinflusst (Physiotherapy New Zealand, 2015b), die australischen Kollegen durch den 'Code of Conduct' (Physiotherapy Board of Australia, 2014). Die ethischen Bedingungen sind in Finnland für die Physiotherapeuten in den 'Professional practice rights' verankert (National Supervisory Authority for Welfare and Health, 2008). Der ethische Kodex dient den Therapeuten dafür, eine angemessene und professionelle Behandlung unter Berücksichtigung ethischer Aspekte durchzuführen. Es soll dabei vor allem die Rolle des Patienten geschützt werden und in beidseitigem Interesse entschieden und gehandelt werden (Physiotherapy Board of Australia, 2014). Ein ethischer Kodex bildet somit die Grundlage für das eigenständige Handeln und Behandeln von Physiotherapeuten.

In Deutschland ist eine Ethikkommission des ZVK berufen worden, um die Studienprotokolle für Forschungen zu überprüfen (Deutscher Verband für Physiotherapie, 2012). Die Ethikkommission gibt aber keinen ethischen Rahmen oder Ethikkodex für Behandlungen vor. Somit ist in Deutschland für die Physiotherapeuten noch kein ethischer Kodex für die Behandlung verschriftlicht worden. Es fehlt in Deutschland damit ein relevanter Baustein für das selbstständige Behandeln und für die Umsetzung eines Direkt-zuganges, da in anderen Ländern mit Direktzugang eine ethische Grundlage gegeben ist.

In einigen Ländern mit Direktzugang reichen ein Studium und eine ethische Grundlage nicht aus um den Direktzugang ausüben zu dürfen. So wird in den USA in einigen Bundesstaat zum Beispiel zunächst drei Jahre Berufserfahrung verlangt, erst dann dürfen diese Therapeuten im „first contact" arbeiten (American Physical Therapy Association, 2015). Weiterhin müssen in einigen Bundesstaaten der USA die Therapeuten kontinuierliche Fort- und Weiterbildungsmaßnahmen vorweisen um die Lizenz des Direktzuganges behalten zu dürfen. Die regelmäßige Teilnahme an Diagnose- und Screeningfortbildungen sind für den vollständigen Direktzugang ebenfalls notwendig (American Physical Therapy Association, 2015). Auch in den Niederlanden müssen gewisse Voraussetzungen gegeben sein um einen Direktzugang ausüben zu können (Bergamo & Ummels, 2006). Zunächst müssen alle Therapeuten in einem Qualitätsregister angemeldet sein. Dafür müssen diese an dem Kurs 'Direkter Zugang zur Physiotherapie' teilnehmen und die Prüfung bestehen (Bergamo & Ummels, 2006). Es wäre somit zu überlegen, ob eine solche Qualitätsprüfung auch in Deutschland als zusätzlichen Schutz für die Patienten eingebaut werden müsste. Dies würde eine weitere Grundlage für Diagnostikkenntnisse bilden und die Physiotherapeuten in ihrem Können bestärken.

Der Vorteil zusätzlicher Prüfung liegt somit sowohl in dem Wissenszuwachs für jeden Physiotherapeuten als auch in der daraus resultierenden Sicherheit für die Patienten. Dies könnten auch die Bedenken der Ärzte reduzieren. Auf der anderen Seite bedeutet dies für den Therapeuten eine noch größere Anzahl von Fortbildungen und damit verbundene Kosten. Es stellt sich die Frage, inwieweit die Compliance der Therapeuten dies unterstützen würde und ob mit dem Direktzugang auch die Vergütung ansteigt. Es kann ohnehin die Vermutung aufgestellt werden, dass sich bei einer ausschließlich akademisierten Ausbildung als Voraussetzung zur Ergreifung des Berufes eines Physiotherapeuten auch positive Effekte auf die Lohn- und Gehaltsstrukturergeben könnten. Nur somit wäre die Compliance die Fortbildungszeit und deren Kosten zu investieren vermutlich höher. Auch Bury & Stokes (2013) empfehlen in ihrer Studie über den Direktzugang als Voraussetzung für den Direktzugang ein Nachweis an Zusatzqualifikationen. Sie erwähnen als wichtige Voraussetzung für den Direktzugang das umfangreiche Wissen an Screening und der Diagnostik und unterstützen somit sowohl die Ergebnisse ausbildungsinhaltlicher Bedingungen der vorliegenden Arbeit als auch strukturell-organisatorischer Bedingungen von Ländern mit Direktzugang.

Für die Umsetzung eines Direktzuganges sind in anderen Ländern weitere Maßnahmen getroffen worden. So wurden in Australien sämtliche Gesetze überarbeitet, darunter zum Beispiel das Strahlenschutzgesetz (Australian Physiotherapy Association, 2009). Erst durch die Änderungen in den Gesetzen sind die Physiotherapeuten dazu berechtigt die erlernten Kompetenzen und Fähigkeiten umzusetzen, wie zum Beispiel bildgebende Verfahren anzufordern. Auch in Deutschland müssten eine Vielzahl von Gesetzen überarbeitet werden. Darunter auch im Sozialgesetzbuch die 'Gesetzliche Krankenversicherung' und die 'Bundesärzteverordnung' (Bundesministerium für Justiz und Verbraucherschutz, 1988; Bundesministerium für Justiz und Verbraucherschutz, 2014b).

Weiterhin setzt sich die Australian Physiotherapy Association dafür ein, dass die Physiotherapeuten Medikamente verschreiben dürfen (Australian

Physiotherapy Association, 2013). Denn die Pharmakologie wird auch schon an einigen Hochschulen unterrichtet und kann somit in die Fähigkeiten der Physiotherapeuten mit einfließen (siehe Anhang 5). Die Australian Physiotherapy Association spricht aber bei der Umsetzung von Gesetzesänderungen auch von kulturellen Barrieren und von Schwierigkeiten in der Umsetzung je nach Bundesstaat (Australian Physiotherapy Association, 2009). Auch in Deutschland werden vermutlich Barrieren in der Umsetzung des Direktzuganges auftreten, gerade dadurch, dass Ärzte vertrauenserweckend sind. Jedoch reduziert die erhöhte Bürokratie in den ärztlichen Berufen die Behandlungszeit (Bundesärztekammer, 2013; Statistisches Bundesamt, 2015).

Weiterhin kommt es durch die alternde Bevölkerung und der steigenden Behandlungsintensität zu einem Anstieg der Arztbesuche (Bundesärztekammer, 2013; Statistisches Bundesamt, 2009). Um den Anstieg der Arztbesuche zu verringern beziehungsweise dem Patienten einen schnelleren Therapiebeginn zu gewährleisten könnte der Direktzu-gang einen wichtigen Teil dazu beitragen (Leemrijse, Swinkels & Veenhof, 2008; Robert & Stevens (1997). Weiterhin könnten somit die individuellen und gesellschaftlichen Kosten verringert werden, da die allgemeine Behandlungsdauer eines Patienten verringert werden könnte (Bury & Stokes, 2013; Mitchell & Lissovoy, 1997; Zigenfus, Yin, Giang & Fogarty, 2000).

Der Verband der schwedischen Physiotherapeuten sowie die schwedische Regierung möchten durch den Direktzugang einen ökonomischeren Ablauf in der Behandlung von Patienten erhalten (Finlands Fysioterapeuter, 2013). Dafür setzen sie das evidenzbasiert Arbeiten voraus. Dies wird in der Ausbildung in Deutschland scheinbar nicht oder nur ungenügend vermittelt. Die Akademisierung ist somit notwendig, da die Ergebnisse der vorliegenden Arbeit zeigen, dass das evidenzbasierte Arbeiten in den deutschen Studiengängen in ähnlicher Häufigkeit wie bei internationalen Studiengängen angeboten wird. Für diese Umsetzung müsste das 'Masseur- und Physiotherapeutengesetz' geändert werden, ebenso wäre der Beruf nur noch für Abiturienten zugänglich (Bundesministerium für Justiz und Verbraucherschutz, 2011).

Es stellt sich nun die Frage, inwieweit Deutschland derzeit für den Direktzugang bereit wäre. Rechtlich gesehen ist gegenwärtig die Umsetzung eines Direktzuganges schwer, da die Absicherung fehlt, um die Therapeuten in Deutschland bei einer unzureichenden Diagnostik oder falsch ausgewählter Behandlung zu schützen (Lauer, 2014). Weiterhin scheint es schwierig Forschung in den Alltagsablauf der Therapeuten zu integrieren. In Schweden ist es gestattet und sogar erwünscht, sowohl von Vorgesetzten als auch von Patienten, am Arbeitsplatz Recherche über Evidenzen der Therapien durchzuführen (Dannapfel, Peolsson & Nilsen, 2013). In Deutschland ist das aufgrund von wirtschaftlichen Gründen nicht möglich, da eine für den Praxisinhaber kostengewinnende Taktung von 15 bis 20 Minuten eingehalten werden muss. Das Recherchieren und Lesen von wissenschaftlichen Berichten während einer Therapieeinheit ist somit aus der Perspektive eines Praxisinhabers zunächst nicht wirtschaftlich. Es ist jedoch anzunehmen, dass durch das Recherchieren von effektiven Therapien ein Anstieg der Behandlungsqualität und damit einhergehen eine Steigerung der Patientenzufriedenheit eintritt. Um somit die Qualität und Effektivität der Behandlung zu steigern müsste die Vergütung der Therapie durch die Vertragskassen angehoben werden. Nur damit ist das Integrieren von Re-cherchezeit möglich. Derzeit sind in Deutschland jedoch noch mehr nichtakademisierte als akademisierte Physiotherapeuten vorhanden. Diese müssten ebenfalls in der Recherche und Auswertung von Studien und wissenschaftlichen Artikeln geschult werden. Auch hierfür würde sich die vollständige Akademisierung des Berufes eignen, wobei sich die Frage gestellt werden muss, was mit den Physiotherapeuten passiert, die sich persönlich gegen den Direktzugang entscheiden und keine Weiterbildung zum 'First-contact Practitioner' belegen wollen.

Es ist anzunehmen, dass ein Direktzugang auch in Deutschland zu einem als positiv zu bewertenden Effekt im Bereich der Wirtschaft führen könnte. Weiterhin könnte die Akademisierung die Physiotherapeuten dazu befähigen auf einem vergleichbaren Wissensstand wie die internationalen Kollegen zu sein. Somit hätten die Physiotherapeuten in Deutschland die Fähigkeit individuell auf den Patienten abgestimmt eine umfangreiche Diagnostik ohne Patientengefährdung durchzuführen. Kühne (2015) geht davon aus, dass der Direktzugang in Deutschland zu einer Steigerung der Behandlungsqualität beiträgt. Weiterhin fordert er, dass Ärzte und Physiotherapeuten miteinander und nicht gegeneinander arbeiten sollen. Auch er sieht den Direktzugang als Chance Ärzte zu entlasten und durch den Direktzugang ein optimales Ergebnis für jeden einzelnen Patienten erzielen zu können (Kühne, 2015).

Auch Scheel (2012), Scheermesser et al. (2011) und Semmelweiß (2010) sehen eine neue Aufgabenverteilung durch die Einführung des Direktzuganges als entlastend für Ärzte an. Ebenso fordert die Australian Physiotherapy Association (2015) ihre Mitglieder auf, nicht den Arzt auszuschließen, sondern vielmehr miteinander zu arbeiten und auf die Fähigkeiten des jeweiligen gegenüber zu zählen. Sie sollen ökonomisch arbeiten und dabei nicht das Wohl des Patienten außer Acht lassen (Australian Physiotherapy Association, 2015). Dies sollte auch in Deutschland als Grundlage verinnerlicht und als Grundgedanken bei der möglichen Einführung eines Direktzuganges zählen.

Auch das kritische Denken und Hinterfragen ist laut den vorliegenden Ergebnissen ein relevanter Faktor für einen Direktzugang. So äußert sich Rothstein (1997) „schools that continue to educate students primarily in techniques without regard for critical thinking and the use of science in clinical courses are condemning their students to mediocrity" (S. 801) und regt dabei zum kritischen Denken in Therapieauswahl und deren Durchführung bereits in der Lehre beziehungsweise Studium an. Auch diese Aussage stützt die Ergebnisse der vorliegenden Arbeit und regt für eine Akademisierung in Deutschland an. Auch Bithell (2000) sieht einen Vorteil in der Akademisierung des Berufes der Physiotherapeuten.

Weiterhin sollte hinzugefügt werden, dass in den untersuchten Ländern Forschung und wissenschaftliches Arbeiten relevante Themen in dem Studium der Physiotherapeuten sind. In Deutschland müssen diese Kompetenzen laut dem „Qualifikationsrahmen für Deutsche Hochschulabschlüsse" in einem Studium vermittelt werden (Akkreditierungsrat, 2005). Die Akademisierung der Physiotherapie in Deutschland ist somit auch durch diese Gegebenheit sinnvoll, da diese Kompetenzen in den internationalen Vergleichsländern in einem Physiotherapiestudium vermittelt werden (siehe Anhang 5 bis 8). Zuletzt sollte erwähnt werden, dass jeder Einführung des Direktzuganges in den untersuchten Ländern die vollständige Akademisierung des Berufbildes vorangegangen ist (Dreeben-Irimia, 2011). Somit bleibt anzunehmen, dass der Direktzugang in Deutschland vermutlich nicht in naher Zukunft umgesetzt wird.

7 Zusammenfassung

In der vorliegenden Masterarbeit wurde ein internationaler Vergleich ausbildungsinhaltlicher und strukturell-organisatorischer Bedingungen durchgeführt. Die Untersuchung der Bedingungen stellt die Voraussetzung zur möglichen Implementierung eines Direktzugangs im deutschen Gesundheitssystem dar. Für die Untersuchung wurden vier Länder ausgewählt, die einen Direktzugang bereits in ihr Gesundheitssystem eingebunden haben. Dafür wurden zwei europäische und zwei nicht-europäische Länder ausgewählt. Zum Vergleich der strukturell-organisatorischer Bedingungen wurden Gesetzestexte und aktuelle Gegebenheiten von Physiotherapeuten in Australien, Neuseeland, Finnland und Schweden recherchiert. Es sollte dargestellt werden, welcher Ausbildungsstand und welche organisatorischen Voraussetzungen in anderen Ländern herrschen, sodass dort der Direktzugang stattfinden kann.

Der Vergleich der ausbildungsinhaltlichen Bedingungen wurde anhand der in Deutschland gesetzlich festgelegten 'Ausbildungs- und Prüfungsverordnung für Physiotherapeuten' sowie anhand der Curricula von internationalen Physiotherapiestudiengängen, die mit einem Bachelor abschließen, durchgeführt. Es wurde dabei alle Fächer ermittelt, die die internationalen Studenten im Vergleich zur 'Ausbildungs- und Prüfungsverordnung für Physiotherapeuten' ebenfalls erlernen sowie neue Kompetenzfächer festgestellt. Im Anschluss an die Auflistung wurde die erstellte Fächerliste mit den Fächern der Curricula der nationalen Physiotherapiestudiengänge, die mit einem Bachelor abschließen, verglichen. Auch hierbei wurden neue und ähnliche Fächer untersucht.

Die Auswertung der Fächerlisten wurde anhand der deskriptiven Statistik vorgenommen. Die Ergebnisse zeigen, dass in jedem Land in dem der Direktzugang zur Physiotherapie gesetzlich erlaubt ist ein akademischer Abschluss innerhalb der Physiotherapie notwendig ist. Weiterhin wird deutlich, dass in den internationalen Studiengängen die fachlichen Kompetenzen im Bereich des evidenzbasierten Arbeitens und Forschen sowie in der Forschungsmethodik und der Durchführung der Diagnostik und Assessments liegt. Diese Kompetenzen erlernen Schüler der deutschen Physiotherapiefachschulen in der notwendigen Komplexität nicht. Dagegen unterrichten die Studiengänge innerhalb Deutschlands im Vergleich zu den internationalen untersuchten Studiengängen vergleichbare Fächer. Diese Fächer werden mit einer ähnlichen prozentualen Häufigkeits-verteilung in den untersuchten Curricula erwähnt. Die primärqualifizierenden Studiengänge in Deutschland scheinen im internationalen Vergleich allerdings mehr strukturelle Ähnlichkeiten vorzuweisen als die additiven Studiengänge. Dies lässt sich aber durch die zeitliche Differenz der Studiengänge und der vorangegangenen Ausbildung, die die additiven Studenten vorangeschaltet haben, erklären. Denn die verringerte Studienzeit bei den additiven Studiengängen lässt nicht die Anzahl der Fächer zu, die ein primärqualifizierender Studiengang anbieten kann. Eine gesetzliche Vorgabe zur Gestaltung der internationalen und nationalen Curricula gibt es in keinem der untersuchten Ländern. Es obliegt jeder Hochschule wie sie die Studiengänge aufbaun. Es wird lediglich durch die Verbände einen Leitfaden zur Gestaltung der Studiengänge gegeben und durch Ak-kreditierungsräte die Qualität kontrolliert.

Wichtig ist es zu beachten, dass bei einem Direktzugang in Deutschland jede medizinische Disziplin für sich autark arbeitet aber im ständigen Austausch mit den anderen Fachbereichen steht. Dies setzt eine Akzeptanz von beiden Seiten voraus. Direktzugang sollte als gemeinschaftliches Arbeiten gesehen werden, bei dem der Arzt und keine andere Fachrichtung ausgeschlossen wird. Das Arbeiten sollte kollegial und miteinander von statten gehen, denn jeder ist in seinem Fachbereich der Experte. Dies wird auch in anderen Länder schriftlich festgehalten und vorgelebt. Die Akzeptanz und das miteinander Arbeiten wird dort ebenfalls seit Jahrzehnten praktiziert (Australian Physiotherapy Association, 2015). Der Direktzugang sorgt scheinbar mit seiner Umsetzung in den jeweiligen Ländern zu einem ökonomischen Arbeiten und einer Qualitätssteigerung bezüglich der Patientenbehandlung. Patienten können schneller und kostengünstiger behandelt werden, sodass diese Patienten schneller arbeitsfähig sind. Mit der Einführung des Direktzuganges könnte auch in Deutschland ein ökonomisches Arbeiten in Bezug auf die Patientenbehandlungen entstehen. Dies hätte zur Folge, dass es Patienten ermöglicht werden könnte, eine schnellere und effektivere Behandlung zu durchlaufen mit dem Ergebnis, dass sich somit Kosten im Gesundheitssystem einsparen lassen.

Für die Umsetzung des Direktzugangs müssen in Deutschland noch einige Voraussetzungen geschaffen werden. Die Akademisierung des Berufsbildes ist dem Direktzugang in den untersuchten Ländern immer vorausgegangen. So wäre die Akademisierung der Physiotherapie in Deutschland scheinbar ein wichtiger Schritt, um fachlich mit den internationalen Kollegen auf einem ähnlichen Wissensstand zu sein. Eine einheitliche Lobby ist, wie in den untersuchten Ländern vorhanden, scheinbar effektiver und wirkungsvoller in der Umsetzung neuer gesetzlicher Strukturen. Damit müssten sich die Physiotherapieverbände in Deutschland zu einem zusammenschließen oder gemeinsam für den Direktzugang einstehen. Weiterhin müssten Gesetze überarbeitet oder neue Gesetze entworfen werden, sodass ein gefahrenloses Arbeiten der Physiotherapeuten möglich ist.

Zuletzt müsste die Akzeptanz der deutschen Ärzte dem Berufsbild der Physiotherapie gegenüber gesteigert werden. Es muss im wissenschaftlichen und gesellschaftlichen Diskurs (z.B. durch gemeinsame Forschungsaktivitäten) gezeigt werden, dass Physiotherapeuten die notwendige fachliche Kompetenz besitzen einen Patienten ohne Gefährdung selbstständig zu befunden, eine Diagnose stellen zu können sowie die geeignete Therapieform auswählen zu können. Es ist jedoch fraglich, in welchem Zeitraum und in welcher Form dies eintreten wird. Die Akademisierung wäre vielleicht auch bei diesem Thema ein wichtiger Schritt in Richtung Akzeptanz.

8 Literaturverzeichnis

8.1 Originalarbeiten

Bergamo, M.F. & Ummels, P. E. J. (2006). Direkte Zugänglichkeit, was bedeutet das für den Beruf des Physiotherapeuten? pt-Zeitschrift für Physiotherapeuten, 58(10), S. 2-4.

Beyerlein, C., Stieger, A. & v. Wietersheim, J. (2011). Direktzugang in der Physiotherapie – Welche Faktoren beeinflussen die Einstellung zum Direktzugang? manuelletherapie: Muskuloskeletales System - Klinik und Forschung, 15(1), S. 3-9.

Bithell, C. (2000). Evidence-based Physiotherapy. Some thoughts on 'best evidence'. Physiotherapyjournal, 86(2), p. 58-59.

Bury, T. & Stokes, E. (2013). A Global View of Direct Access and Patient Self-Referral to Physical Therapy: Implications for the Profession. Physical Therapy: Journal of the American Physical Therapy Association, 93(4), p. 449-459.

Chipchase, L. S. (2006). Looking back at 100 years of physiotherapy education in Australia. The Australian Journal of Physiotherapy, 52(1), p. 3-7.

Dannapfel, P., Peolsson, A. & Nilsen, P. (2013). What supports physiotherapists' use of research in clinical practice? A qualitative study in Sweden. 8(31), p. 1-13.

Flynn, T. (2003). Direct Access: The Time Has Come for Action. Journal of Orthopae-dic & Sports Physical Therapy, 33(3), p. 102-130.

Furlan, A. D., Giraldo, M., Baskwill, A., Irvin, E. & Imamura, M. (2015). Massage for low back pain. Cochrane Database of Systematic Reviews, 8(4).

Hackett, G., Bundred, P., Hutton, J., O'Brien, J. & Stanley, M. (1993). Management of joint and soft tissue injuries in three general practices: value of on-site physiotherapy. British Journal of General Practice: Home, 43, p. 61–64.

Häger-Ross, C. & Sundelin, G. (2007). Physiotherapy education in Sweden. Physical Therapy Reviews, 12, p. 139-144.

Holdsworth, L. & Webster V. (2004). Direct access to physiotherapy in primary care: now? and into the future? Journal of Physiotherapy, 90(2), p. 64-72.

Holdsworth, L., Webster, V. & McFadyen, A. (2007). What are the costs to NHS Scotland of self-referral to physiotherapy? Results of a national trail. Journal of Physiotherapy, 93(1), p .3-11.

Jäger, S. (2012). Direktzugang zum Physiotherapeuten – Chancen und Risiken eines neuen Versorgungsmodells. Praxisführung professionell, 10(2).

Jette, D., Ardleigh, K., Chandler, K. & McShea, L. (2006). Decision-Making Ability of Physical Therapists: Physical Therapy Intervention or Medical Referral. Physical Therapy: Journal of the American Physical Therapy Association, 86(12), p. 1619-1629.

Krüger-Brand, H. (2014). Neugründung: Spitzenverband der Heilmittelverbände. Deutsches Ärzteblatt, 111(4), A-101.

Küther, G. (2014). Der Direktzugang zu Heilmittelerbringern in Deutschland: Eine kritische Übersicht. Physikalische Medizin Rehabilitationsmedizin Kurortmedizin, 24(04), S. 173-182.

Lauer, N. (2014). Gestern Arbeit – heute Beruf – morgen Profession? Forum Logopädie, 3(38), S. 25-27.

Leemrijse, C., Swinkels, I. & Veenhof, C. (2008). Direct Access to Physical Therapy in the Netherlands: Results From the First Year in Community-Based Physical Therapy. Physical Therapy: Journal of the American Physical Therapy Associa-tion, 88(8), p. 936-946.

Liu, H. & Fletcher, J.P. (2006). Analysis of physicians' referrals: is further diagnosisneeded? North American Journal of Sports Physical Therapy, 1(1), p. 10-15.

McCallum, C. & DiAngelis, T. (2012). Direct Access: Factors That Affect Physical Therapist Practice in the State of Ohio. Physical Therapy: Journal of the American Physical Therapy Association, 92(5), p. 688-706.

McMeeken, J., Grant, R., Webb, G., Krause, K. & Garnett, R. (2008). Australian physiotherapy student intake is increasing and attrition remains lower than the university average: a demographic study. Australian Journal of Physiotherapy,54(1), p. 65–71.

Mitchell, J. & Lissovoy, G. (1997). A Comparison of Resource Use and Cost in Direct Access Versus Physician Referral Episodes of Physical Therapy. Physical Therapy: Journal of the American Physical Therapy Association, 77(1), p. 10-18.

Moore, S.R. & Shurman, J. (1997). Combined neuromuscular electrical stimulation and transcutaneous electrical nerve stimulation for treatment of chronic back pain: a double-blind, repeated measures comparison. Archives of Physical Medicine and Rehabilitation, 78(1), p. 55-60.

Nicholls, N. (2013). History of the AUT Physiotherapy School. New Zealand Journal of Physiotherapy, p. 41(1), 4-6.

Ojha, H., Snyder, R. & Davenport, T. (2014). Direct Access Compared With Referred Physical Therapy Episodes of Care: A Systematic Review. Physical Therapy: Journal of the American Physical Therapy Association, 94(1), p. 14-30.

Pälmke, M. & Zalpour, C. (2010). Verantwortungsvolle Freiheit. Physiopraxis, 8(11/12), S. 51-53.

Robert, G. & Stevens, A. (1997). Should general practitioners refer patients directly to physical therapists? British Journal of General Practice, 47(418), p. 314-318.

Rothstein, J. (1997). It is our choice. Physical Therapy, 77(8), p. 800-801.

Scheel, K. (2012). Modellvorhaben: Physiotherapie zwischen Autonomie und Fremdkontrolle. Public Health Forum, 20(77), S. 20-21.

Scheele, J., Vijfvinkel, F., Rigter, M., Swinkels, I., Bierman-Zeinstra, S., Koes, B. & Luijsterburg, P. (2014). Direct Access to Physical Therapy for Patients With Low Back Pain in the Netherlands: Prevalence and Predictors. Physical Therapy: Journal of the American Physical Therapy Association, 94(3), p. 236-250.

Scheermesser, M., Allet, L., Bürge, E., Stegen, C., Nast, I. & Schämann, A. (2011). Direktzugang zur Physiotherapie in der Schweiz. Kulturelle Validierung eines Fragebogens und Untersuchung der Einstellung von Physiotherapeuten. physi-oscience, 7(4), S. 143-149.

Semmelweiß, A. (2010). Wir wären dann soweit! Direct Access in Deutschland, Österreich und der Schweiz. physiopraxis, 8(5), S. 8-10.

Shoemaker, M. (2012). Direct Consumer Access to Physical Therapy in Michigan: Challenges to Policy Adoption. Physical Therapy: Journal of the American Physical Therapy Association, 92(2), p. 363-370.

Swinkels, I., Kooijman, M., Spreeuwenberg, P., Bossen, D., Leemrijse, C., van Dijk, C., Verheij, R., de Bakker, D. & Veenhof, C. (2014). An Overview of 5 Years of Patient Self-Referral für Physical Therapy in the Netherlands. Physical Therapy: Journal of the American Physical Therapy Association, 93(4), p. 449-459.

Webster, V., Holdsworth, L., McFadyen, A. & Little, H. (2008). Self-referral, access and physiotherapy: patients' knowledge and attitudes—results of a national trial. Physiotherapy, 94, p. 141–149.

Zalpour, C. (2008). Der First-Contact-Practitioner in Deutschland: Eine Frage der Qualität und Qualifikation. Zeitschrift für Physiotherapeuten, 60(1), S. 105-111.

Zigenfus, G., Yin, J., Giang G. & Fogarty W. (2000). Effectiveness of early physical therapy in the treatment of acute low back musculoskeletal disorders. Journal of Occupational and Environmental Medicine, 42(1), p. 35–39.

8.2 Internetquellen

AG Gesundheit (2015, 24. März). Heilmittelerbringer direkter in die Versorgung einbinden. Zugegriffen am 07.06.2015 über: https://www.physio-deutsch-land.de/fileadmin/data/bund/news/pdfs/Heilmittelerbringer_direkter_in_die_Versorgung_einbinden.pdf

Akkreditierungsrat (2005). Qualifikationsrahmen für Deutsche Hochschulabschlüsse. Zugegriffen am 21.11.2015 über: http://www.akkreditierungsrat.de/fileadmin/Seiteninhalte/KMK/Vorgaben/KMK_Qualifikationsrahmen_aktuell.pdf

Akkreditierungsrat (2013). Regelung für die Akkreditierung von Studiengängen und für die Systemakkreditierung. Zugegriffen am 16.11.2015 über: http://www.akkreditierungsrat.de/fileadmin/Seiteninhalte/AR/Beschluesse/AR_Regeln_Studiengaenge_aktuell.pdf

American Physical Therapy Association (2015). Direct Access to physical therapy services: Overview. Zugegriffen am 15.10.2015 über: http://www.apta.org/StateIssues/DirectAccess/Overview/

Australian Physiotherapy Association (2009). Position Statement. Zugegriffen am 17.11.2015 über: https://www.physiotherapy.asn.au/DocumentsFolder/Advocacy_Position_Scope_of_Practice_2009.pdf

Australian Physiotherapy Association (2013). APA welcomes prescribing pathway. Zugegriffen am 17.11.2015 über: http://www.physiotherapy.asn.au/APAWCM/The_APA/news/Nov2013/PrescribingPathway.aspx

Australian Physiotherapy Association (2015). What is physiotherapy? Zugegriffen am 17.11.2015 über: https://www.physiotherapy.asn.au/APAWCM/Physio_and_You/physio/APAWCM/Physio_and_You/physio.aspx?hkey=25ad06f0-e004-47e5-b894-e0ede69e0fff

Australian Physiotherapy Council (2006). Australian Standards for Physiotherapie. Zugegriffen am 12.09.2015 über: http://www.physiocouncil.com.au/files/the-australian-standards-for-physiotherapy

Bundesärztekammer (2009). Indikationsstellung zur Physiotherapie ist ärztliche Aufgabe. Zugegriffen am 09.05.2015 über: http://www.bundesaerztekammer.de/aerztetag/beschlussprotokolle-ab-1996/112-daet-2009/punkt-viii/ausuebung-von-heilkunde/1-indikationsstellung-zur-physiotherapie/Bundesärztekammer

Bundesärztekammer (2013). Ergebnisse der Ärztestatistik zum 31. Dezember 2013. Zugegriffen am 30.11.2015 über: http://www.bundesaerztekammer.de/ueber-uns/aerztestatistik/aerztestatistik-der-vorjahre/aerztestatistik-2013/

Bundesministerium für Bildung und Forschung (2015). Der Deutsche Qualifikationsrahmen für lebenslanges Lernen. Zugegriffen am 15.11.2015 über: http://www.dqr.de/

Chartered Society of Physiotherapy (2015). History. Zugegriffen am 02.08.2015 über: http://www.csp.org.uk/about-csp/history

Deutsche Gesellschaft für Orthopädie und Unfallchirurgie e.V. (2015). Pressemitteilung: Kritik am geplanten Direktzugang für Physiotherapeuten, die Therapie beginnt mit der Diagnose durch den Arzt. Zugegriffen am 29.08.2015 über: http://www.dgou.de/index.php?eID=tx_nawsecuredl&u=0&g=0&t=1440930017&hash=e81069369c7e80d4443167eaf24cae367a2520eb&file=uploads/media/2015_04_20_PM_Die_Therapie_beginnt_mit_der_Diagnose.pdf

Deutscher Verband für Physiotherapie (2012). Ethik-Kommission des ZVK hat sich konstituiert. Zugegriffen am 17.11.2015 über: https://www.physio-deutschland.de/fachkreise/news-bundesweit/einzelansicht/artikel/Ethik-Kommission-des-ZVK-hat-sich-konstituiert.html?cHash=23b9f289e01991f29b6109b61e60633d

Deutscher Verband für Physiotherapie (2013). Hochschul-Befragung 2013 des Deutschen Verbandes für Physiotherapie. Zugegriffen am 30.08.2015 über: https://www.physio-deutsch-land.de/fileadmin/data/bund/Dateien_oeffentlich/Beruf_und_Bildung/Studium/PHYSIO-DEUTSCHLAND_Hochschulbefragung_2013_final.pdf

Deutscher Verband für Physiotherapie (2014). Bundesländerregelungen zur Qualifikation von Lehrkräften in der Physiotherapieausbildung. Zugegriffen am 02.09.2015 über: https://www.physio-deutschland.de/fileadmin/data/bund/Dateien_oeffentlich/Beruf_und_Bildung/Fort-_und_Weiterbildung/Bundesl%C3%A4nderregelungen_zur_Qualifikation_von_Lehrkr%C3%A4ften_in_der_Physiotherapie_.pdf

Deutscher Verband für Physiotherapie (2015). Zahlen, Daten, Fakten aus berufsrelevanten Statistiken. Zugegriffen am 28.08.2015 über: https://www.physio-deutsch-land.

de/fileadmin/data/bund/Dateien_oeffentlich/Beruf_und_Bildung/Zahlen__Daten__ Falten/Zahlen__Daten__Fakten.pdf

European Region of WCPT (2005). Finland: a profile of the profession. Zugegriffen am 02.08.2015 über: http://www.wcpt.org/node/24127/cds.

Finlands Fysioterapeuter (2012). Physiotherapy education in Finland. Zugegriffen am 18.10.2015 über: http://suomenfysioterapeutit.fi/index.php/education

Finlands Fysioterapeuter (2013). Physiotherapy and physiotherapists in Finnish social and health care. Zugegriffen am 18.10.2015 über: http://suomenfysioterapeutit.fi/ index.php/physiotherapists

Finnish Higher Education Evaluation Council (2010). External Review of Finnish Higher Education Evaluation Council: Self-evaluation report. Zugegriffen am 05.11.2015 über: http://karvi.fi/app/uploads/2014/09/KKA_0310.pdf

Fysioterapeuterna (2015). Physiotherapy education in Sweden. Zugegriffen am 16.10. 2015 über: http://www.fysioterapeuterna.se/In-English/Education/

Fysioterapeutförbund (2003). Laadunsuunta fysioterapiassa. Zugegriffen am 04.10.2015 über: http://www.oamk.fi/kirjasto/elektroniset_aineistot/ekirjat/Laadun_suunta_ fysioterapiassa.pdf

National Supervisory Authority for Welfare and Health (2008). Professional practice rights. Zugegriffen am 24.11.2015 über: https://www.valvira.fi/web/en/healthcare/ professional_practice_rights

NZQA (2015). Degree approval, accreditation and monitoring. Zugegriffen am 16.11. 2015 über: http://www.nzqa.govt.nz/providers-partners/approval-accreditation-and-registration/degree-approval-accreditation-and-monitoring/

Kühne, R. (2015). Heilmittelerbringer direkter in die Versorgung einbinden. Zugegriffen am 15.10.2015 über: http://www.dr-roy-kuehne.de/images/kuehne/newsletter/ 150127_HeilmittelKuehne.pdf

Physiotherapy Board New Zealand (2014). Annual Report. Zugegriffen am 30.10.2015 über: http://www.physioboard.org.nz/sites/default/files/AR_2014.pdf

Physiotherapy Board New Zealand (2015). About us. Our purpose. Zugegriffen am 17.11. 2015 über: http://www.physioboard.org.nz/about-us

Physiotherapy Board of Australia (2014). Code of Conduct. Zugegriffen am 24.11.2015 über: http://www.physiotherapyboard.gov.au/Codes-Guidelines/Code-of-conduct. aspx

Physiotherapy Board of Australia (2015, 11. August). Physiotherapy registrant data: June 2015. Zugegriffen am 08.09.2014 über: file:///C:/Users/Sina/Downloads/ Physiotherapy-Board---Report---Registrant-Data---June-2015.PDF.

Physiotherapy New Zealand (2015a). Become a physio. Zugegriffen am 30.10.2015 über: http://physiotherapy.org.nz/about-physiotherapy/become-a-physio/

Physiotherapy New Zealand (2015b). Professional Guidelines. Zugegriffen am 30.10. 2015 über: http://physiotherapy.org.nz/about-physiotherapy/professional-guidelines/

Statistisches Bundesamt (2009). Bevölkerung Deutschlands bis 2060. Zugegriffen am 30.11.2015 über: https://www.destatis.de/DE/Publikationen/Thematisch/

Bevoelkerung/VorausberechnungBevoelkerung/BevoelkerungDeutschland2060
Presse5124204099004.pdf?__blob=publicationFile

Statistisches Bundesamt (2015). Mehr Zeit für Behandlung: Vereinfachung von Verfahren
und Prozessen in Arzt- und Zahnarztpraxen. Zugegriffen am 30.11.2015 über:
https://www.destatis.de/DE/ZahlenFakten/Indikatoren/Buerokratiekosten/Down
load/ZeitFuerBehandlung.pdf?__blob=publicationFile

Swedish Higher Education Authority (2015). What we do. Zugegriffen am 16.11.2015
über: http://www.uk-ambetet.se/aboutus/whatwedo.4.4149f55713bbd9175
63800010095.html#h-Educationalqualityanddegreeawardingpowers

Versorgungsforschung Deutschland (2014). Modellvorhaben Physiotherapie nach § 63
SGB V der 'BIG direkt gesund' und Bundesverband selbständiger Physiotherapeuten (IFK) e.V. Zugegriffen am 29.08.2015 über: http://www.versorgungsforschung-
deutschland.de/showpdf.php

World Confederation for Physical Therapy (2011a). WCPT Keynotes | Direct access:
Direct access and patient self-referral. Zugegriffen am 30.08.2015 über: http://
www.wcpt.org/sites/wcpt.org/files/files/Keynote_DirectAccess.pdf

World Confederation for Physical Therapy (2011b, 22. September). Policy statement:
Description   of   physical   therapy.   Zugegriffen   am   09.05.2015   über:
http://www.wcpt.org/
policy/ps-autonomy

World Confederation for Physical Therapy (2013a, 18. April). What is direct access and
self-referral? Zugegriffen am 23.03.2015 über: http://www.wcpt.org/node/100207

World Confederation for Physical Therapy (2013b, 19. April). WCPT vision and mission.
Zugegriffen am 02.09.2015 über: http://www.wcpt.org/node/100220

World Confederation for Physical Therapy (2013c, 20. Mai). Direct access and patient
self-referral. Zugegriffen am 20.08.2015 über: http://www.wcpt.org/node/34062
#Evidence

World Confederation for Physical Therapy (2014). New Zealand: a profile of the profession. Zugegriffen am 30.10.2015 über: http://www.wcpt.org/node/24914/cds

World Confederation for Physical Therapy (2015a, 12. März). Australian Physiotherapy
Association: Country profile. Zugegriffen am 05.09.2015 über: http://www.wcpt.
org/node/24558

World Confederation for Physical Therapy (2015b). Physiotherapy New Zealand. Zugegriffen am 05.11.2015 über: http://www.wcpt.org/node/24914

World Confederation for Physical Therapy (2015c). Finnish Association of Physiotherapists. Zugegriffen am 05.11.2015 über: http://www.wcpt.org/node/24127

8.3 Gesetzestexte

Bundesministerium für Justiz und Verbraucherschutz (1988). Gesetzliche Krankenversicherung. Zugegriffen am 30.11.2015 über: http://www.gesetze-im-internet.de/
sgb_5/__73.html

Bundesministerium für Justiz und Verbraucherschutz (2011). Gesetz über die Berufe in der Physiotherapie (Masseur- und Physiotherapeutengesetz – MPhG). Zugegriffen am 29.08.2015 über: http://www.gesetze-im-internet.de/mphg/BJNR 108400994.html.

Bundesministerium für Justiz und Verbraucherschutz (2013). Ausbildungs- und Prüfungsverordnung für Physiotherapeuten. Zugegriffen am 29.05.2015 über: http:// www.gesetze-im-internet.de/physth-aprv/BJNR378600994.html.

Bundesministerium für Justiz und Verbraucherschutz (2014a). Verordnung über den Schutz vor Schäden durch Röntgenstrahlen (Röntgenverordnung - RöV). Zugegriffen am 23.11.2015 über: http://www.gesetze-im-internet.de/bundesrecht/ r_v_1987/gesamt.pdf

Bundesministerium für Justiz und Verbraucherschutz (2014b). Bundesärzteordnung. Zugegriffen am 30.11.2015 über: http://www.gesetze-im-internet.de/b_o/ BJNR018570961.html

Kassenärztliche Bundesvereinigung & GKV-Spitzenverband (2015). Bundesmantelvertrag – Ärzte. Zugegriffen am 23.11.2015 über: https://www.kvwl.de/arzt/recht/ kbv/bmv-ae/bmv-ae.pdf

Sozialgesetzbuch (2014). § 73 Kassenärztliche Versorgung. Zugegriffen am 15.08.2015 über: http://www.sozialgesetzbuch-sgb.de/sgbv/73.html.

8.4 Buchveröffentlichungen

Dreeben-Irimia, O. (2011). Introduction to physical therapy for physical therapist assistants. Sudbury: Jones & Bartlett Learning.

Fortmann, A. (2015). Krankheitskostenversicherung und Krankenhaustagegeldversicherung: Aktuelle Fragen der Leistungs- und Rechtspraxis. Karlsruhe: Verlag Versicherungswirtschaft GmbH.

Godman, C. & Snyder, T. (2007). Differential Diagnosis for Physical Therapists - Screening for Referral. St. Louis: Saunders Elsevier.

Krämer, J. & Nentwig, C. (1999). Orthopädische Schmerztherapie. Stuttgart: Thieme Verlag.

Leinich, T. (2014). Evaluation der der Physiotherapie in Schweden: Hintergründe, Fakten, Analysen. Hamburg: Diplomica Verlag GmbH.

Richter, I. (2015). Lehrbuch für Heilpraktiker: Medizinische und juristische Grundlagen. München: Elsevier GmbH.

8.5 Studienprogramme der Hochschulen

Auckland University (2015). Physiotherapy: Bachelor of Health Science. Zugegriffen am 01.06.2015 über: http://www.aut.ac.nz/study-at-aut/study-areas/health-sciences/undergraduate-courses/bachelor-of-health-science-physiotherapy.

Australian Catholic University (2015). Bachelor of Physiotherapy. Zugegriffen am 01.06.2015 über: http://www.acu.edu.au/courses/2015/undergraduate/allied_health/physiotherapy/bachelor_of_physiotherapy

Bond University (2015). Doctor of Physiotherapy. Zugegriffen am 01.06.2015 über: http://bond.edu.au/program/doctor-physiotherapy.

Central Queensland University (2015). Bachelor of Physiotherapy. Zugegriffen am 12.09.2015 über: https://www.cqu.edu.au/courses-and-programs/study-areas/health/undergraduate/bachelor-of-physiotherapy

Charles Sturt University (2015). Bachelor of Physiotherapy. Zugegriffen am 01.06.2015 über: http://www.csu.edu.au/courses/physiotherapy.

Curtin University (2014). Physiotherapy. Zugegriffen am 01.06.2015 über: http://courses.curtin.edu.au/course_overview/undergraduate/physiotherapy.

Flinders University (2014). Master of Physiotherapy. Zugegriffen am 01.06.15 über: http://www.flinders.edu.au/courses/rules/postgrad/mpt.cfm

Griffith University (2015). Bachelor of Exercise Science. Zugegriffen am 01.06.15 über: https://www148.griffith.edu.au/programs-courses/Program/OverviewAndFees?ProgramCode=1344.

Helsinki Metropolia University of Applied Sciences (2015). Degree Programme in Physiotherapy. Zugegriffen am 05.10.2015 über: http://www.metropolia.fi/en/degree-programmes/welfare-human-functioning/physiotherapy/.

James Cook University (2015). Courses and degrees. Zugegriffen am 01.06.15 über: http://www-public.jcu.edu.au/courses/health/physio/index.htm.

Karolinska Institutet (2015). Physiotherapy 15/16. Zugegriffen am 03.10.2015 über: http://ki.se/en/education/physiotherapy-1516.

La Trobe University (2015). Physiotherapy. Zugegriffen am 01.06.2015 über: http://www.latrobe.edu.au/courses/physiotherapy.

Linköping University (2015). Welcome to the physiotherapy programme. Zugegriffen am 03.10.2015 über: //www.hu.liu.se/fysio?l=en.

Luleå University (2015). Bachelor Programme in Physiotherapy. Zugegriffen am 03.10.2015 über: http://www.ltu.se/edu/program/FVFTG/FVFTG-Fysioterapeut-1.118906?l=en.

Lunds University (2015). Physiotherapy. Zugegriffen am 03.10.2015 über: http://www.med.lu.se/english/study/exchange_studies/physiotherapy.

Macquarie University (2015). Doctor of Physiotherapy program. Zugegriffen am 01.06.2015 über: http://www.mq.edu.au/about_us/faculties_and_departments/faculty_of_medicine_and_health_sciences/health_professions/doctor_of_physiotherapy_program/.

Mälardalen University (2014). Physiotherapy. Zugegriffen am 03.10.2015 über: http://www.mdh.se/hvv/forskning/amnen/sjukgymnastik-1.6934?l=en_UK.

Monash University (2010). Bachelor of Physiotherapy. Zugegriffen am 01.06.2015 über: http://www.med.monash.edu.au/physio/prospective-students/course-structure.html.

Oulu University of Applied Science (2014). Fysioterapeuttikoulutus. Zugegriffen am 04.10.2015 über: http://www.oamk.fi/koulutus_ja_hakeminen/nuoret_suomen kielinen/koulutukset/fysioterapia/.

Satakunta University of Applied Sciences (2011). B.Sc. Physiotherapy. Zugegriffen am 04.10.2015 über: http://www.eunicas.ie/index.php/eunicas/course/bsc-physio therapy-499.html.

Seinäjoki University of Applied Sciences (2014). Degree Programme in Physiotherapy. Zugegriffen am 04.10.2015 über: http://ops.seamk.fi/en/2011-2012/index. php?page=fysioterapia.

The University of Melbourne (2013). Specialty and advanced practice. Zugegriffen am 01.06.2015 über: http://physioth.unimelb.edu.au/future_students.

The University of Newcastle (2014). Physiotherapy. Zugegriffen am 01.06.2015 über: http://newcastle.edu.au/students/degrees-to-careers/degree/physiotherapy.html.

The University of Notre Dame (2015). Physiotherapy. Zugegriffen am 01.06.2015 über: http://www.nd.edu.au/fremantle/courses/undergraduate/healthsciences/bophysio. shtml.

The University of Queensland (2015). Physiotherapy. Zugegriffen am 01.06.2015 über: http://www.shrs.uq.edu.au/physio.

The University of Sydney (2014). Physiotherapy. Zugegriffen am 01.06.2015 über: http://sydney.edu.au/health-sciences/disciplines/physiotherapy/.

Turku University of Applied Science (2015). International Semesters. Zugegriffen am 05.10.2015 über: http://www.tuas.fi/en/study-tuas/exchange-students/courses/.

Umeå University (2015). Department of Community Medicine und Rehabilitation. Zugegriffen am 04.10.2015 über: http://www.communitymedicine.umu.se/english/ourunits/physiotherapy/.

University of Canberra (2015). Bachelor of Physiotherapie. Zugegriffen am 01.06.2015 über: http://www.canberra.edu.au/coursesandunits/course?course_cd=202JA.

University of Gothenburg (2013). Physiotherapy Programme. Zugegriffen am 03.10.2015 über: http://sahlgrenska.gu.se/english/education/degree/physiotherapy/?r=ss.

University of Jyväskylä (2015). Fysioterapia, terveystieteiden maisteri. Zugegriffen am 05.10.2015 über: https://www.jyu.fi/hae/oppiaineet/liikunta-terveys-ala/fysio terapia.

University of Otago (2015). Bachelor of Physiotherapy. Zugegriffen am 01.06.2015 über: http://www.otago.ac.nz/courses/qualifications/bphty.html.

University of South Australia (2015). Bachelor of Physiotherapy. Zugegriffen am 01.06.2015 über: http://programs.unisa.edu.au/public/pcms/program.aspx?pageid= 180&sid=86.

University of Western Sydney (2015). Bachelor of Physiotherapy. Zugegriffen am 01.06.2015 über: http://future.uws.edu.au/future_students_home/ug/science_and_health/physiotherapy.

Uppsala University (2013). Physiotherapy 2013/2014. Zugegriffen am 03.10.2015 über: http://www.uu.se/en/admissions/master/selma/amne/?aKod=SJG&lasar=13%2F14

9 Anhang

Anhang 1: Tabellarische Übersicht des theoretischen und praktischen Unterrichts in den deutschen Fachschulen mit Inhalt und Stundenzahl aus der 'Ausbildungs- und Prüfungsverordnung für Physiotherapeuten' von 1994

Theoretischer und praktischer Unterricht für Physiotherapeuten		
Fach	Inhalte	Stunden
Berufskunde	Berufskunde und Ethik	40
	Das Gesundheitswesen in der Bundesrepublik Deutschland	
	Aktuelle berufs- und gesundheitspolitische Fragen	
	Masseur- und Physiotherapeutengesetz	
	Arbeits- und berufsrechtliche Regelungen	
	Unfallverhütung, Mutterschutz, Arbeitsschutz, Jugendhilfe, Jugendschutz	
	Einführung in das Krankenhaus-, Seuchen-, Strahlenschutz-, Arznei- und Betäubungsmittelrecht	
	Strafrechtliche, bürgerlich-rechtliche und öffentlich-rechtliche Vorschriften	
	Sozialpolitik	
	Die Grundlagen der staatlichen Ordnung	
Anatomie	Allgemeine Anatomie	240
	Begriffsbestimmung und anatomische Nomenklatur	
	Achsen, Ebenen, Orientierungssystem	
	Allgemeine Zytologie	
	Allgemeine Histologie	
	Aufbau des Skelettsystems und allgemeine Gelenklehre	
	Funktionelle Anatomie des Bewegungssystems	
	Palpation der Bewegungsorgane	
	Spezielle funktionelle Aspekte des Schultergürtels und der oberen	
	Extremitäten	
	Spezielle funktionelle Aspekte des Beckens und der unteren Extremitäten	
	Spezielle funktionelle Aspekte der Wirbelsäule und des Kopfes	
	Anatomie der inneren Organe	
	Überblick über die inneren Organe	

Theoretischer und praktischer Unterricht für Physiotherapeuten		
Fach	**Inhalte**	**Stunden**
	Herz-Kreislaufsystem Respirationssystem Blut- und Abwehrsystem	
Physiologie	Grundlagen der Zellphysiologie Nerven- und Sinnesphysiologie Zentrales Nervensystem Vegetatives Nervensystem Motorische Systeme Allgemeine Sinnesphysiologie Somatoviszerales sensorisches System Gleichgewichtssystem Nozizeption und Schmerz Muskelphysiologie Skelettmuskulatur Molekularer Mechanismus der Kontraktion Regulation der Muskelkontraktion Muskelmechanik Muskelenergetik Glatte Muskulatur Herz-, Blut- und Gefäßphysiologie Herzerregung, -mechanik, Energetik der Herzaktion Funktionen, Volumen und Zusammensetzung des Blutes	140
Allgemeine Krankheitslehre	Pathologie der Zelle Krankheit und Krankheitsursachen Krankheitsverlauf und -symptome Entzündungen und Ödeme Degenerative Veränderungen Wachstum und seine Störungen, gutartige und bösartige Neubildungen Störungen der immunologischen Reaktionen Örtliche und allgemeine Kreislaufstörungen, Blutungen Störungen des Gasaustausches und der Sauerstoffversorgung	30
Spezielle Krankheitslehre	Innere Medizin Orthopädie/Traumatologie Chirurgie/Traumatologie Neurologie Psychiatrie	360

Theoretischer und praktischer Unterricht für Physiotherapeuten		
Fach	**Inhalte**	**Stunden**
	Gynäkologie und Geburtshilfe	
	Pädiatrie	
	Dermatologie	
	Geriatrie	
	Rheumatologie	
	Arbeitsmedizin	
	Sportmedizin	
Hygiene	Allgemeine Hygiene und Umweltschutz	30
	Persönliche Hygiene	
	Bakteriologie, Virologie und Parasitologie	
	Verhütung und Bekämpfung von Infektionen	
	Desinfektion, Sterilisation	
	Wasserhygiene	
Erste Hilfe und Verbandtechnik	Allgemeines Verhalten bei Notfällen	30
	Erstversorgung von Verletzten	
	Blutstillung und Wundversorgung	
	Maßnahmen bei Schockzuständen und Wiederbelebung	
	Versorgung von Knochenbrüchen	
	Transport von Verletzten	
	Verhalten bei Arbeitsunfällen	
	Verbandtechniken	
Physik und Biomechanik	Physikalische, mechanische und mathematische Grundlagen	40
	Gleichgewichtssatz der Mechanik und Prinzip der Gelenkkraftberechnung	
	Kinematik der Gelenke des menschlichen Körpers	
	Statische und dynamische Bestimmung der Gelenkkraft	
	Biomechanik von Muskeln, Sehnen und Knochen	
	Biomechanik und Ergonomie	
Sprache und Schrifttum	Vortrag und Diskussion, Einführung in wissenschaftliches Arbeiten	20
	Dokumentation	
	Mündliche und schriftliche Berichterstattung	
	Benutzung und Auswertung deutscher und fremdsprachlicher Fachliteratur	
	Einführung in fachbezogene Terminologie	
Psychologie/ Pädagogik	Psychologie	60
	Der Mensch in seiner psychosomatischen Einheit	

Theoretischer und praktischer Unterricht für Physiotherapeuten		
Fach	**Inhalte**	**Stunden**
	Der Therapeut im Prozess der Patientenführung, Einführung in die Persönlichkeitspsychologie	
	Psychologische Probleme spezieller Patientengruppen, insbesondere akut Erkrankter, chronisch Kranker, Kranker mit infauster Prognose, Kinder, psychische Besonderheiten Alterskranker und Behinderter	
	Einführung in die Gruppendynamik im Therapieprozess	
	Gesprächsführung, Supervision	
	Pädagogik	
	Grundlagen der Pädagogik	
	Einführung in die Sonderpädagogik	
	Soziologie	
	Grundlagen der Soziologie	
	Soziales Umfeld - Krankheitserleben	
	Soziale Stellung - Einfluss auf die Krankheitsentwicklung und –bewältigung	
Prävention und Rehabilitation	Grundlagen und Stellung der Prävention	20
	Gesundheitsgerechtes Verhalten und Gesundheitsförderung	
	Grundlagen der Rehabilitation	
	Einrichtungen der Rehabilitation und ihre Fachkräfte	
	Medizinische, berufliche und soziale Rehabilitation	
	Rehabilitationsplanung und -durchführung im interdisziplinären Team	
Trainingslehre	Grundlagen der Trainingslehre	40
	Beanspruchungsformen des Trainings	
	Aufbau und Prinzipien des Trainings	
	Transfer der allgemeinen Trainingslehre in die Prävention und medizinische Rehabilitation	
	Psychologische Aspekte des Trainings	
Bewegungslehre	Grundlagen der Bewegungslehre	60
	Bewegungs- und Haltungsanalysen	
	Prinzipien der Bewegung	
	Sensomotorische Entwicklung	
	Bewegungen als sensomotorischer Lernprozess	
Bewegungserziehung	Grundformen der Bewegung mit und ohne Gerät	120
	Bewegungserziehung im Rahmen der Krankengymnastik	
	Bewegungserfahrung in Bezug auf Raum, Zeit und Dynamik	

Theoretischer und praktischer Unterricht für Physiotherapeuten		
Fach	**Inhalte**	**Stunden**
	Rhythmisch musikalische Aspekte in der Bewegungserziehung	
	Psychomotorische Übungskonzepte	
	Kombinationen von Grundformen der Bewegungserziehung aus Krankengymnastik, Gymnastik, Sport und Psychomotorik	
	Methodik und Didaktik von Einzel- und Gruppenbehandlung	
	Behindertensport	
Physiotherapeutische Befund- und Untersuchungstechniken	Grundlagen der Befunderhebung	100
	Inspektion	
	Funktionsprüfung	
	Palpation	
	Messverfahren	
	Reflexverhalten	
	Wahrnehmung akustischer Auffälligkeiten	
	Systematik der Befunderhebung	
	Dokumentation	
	Synthese der Befunderhebung	
	Erstellung des Behandlungsplanes	
Behandlungstechniken	Grundlagen krankengymnastischer Techniken	500
	Atemtherapie	
	Entspannungstechniken	
	Krankengymnastische Behandlung im Schlingengerät	
	Krankengymnastische Behandlung im Bewegungsbad	
	Gangschulung	
	Manuelle Therapie	
	Funktionsanalyse	
	Medizinische Trainingstherapie	
	Neurophysiologische Behandlungsverfahren	
	Propriozeptive neuromuskuläre Fazilisation	
	Behandlung nach Bobath	
	Behandlung nach Voijta	
Massage	Grundlagen der Massage	150
	Techniken und Wirkungen der Massage	
	Klassische Massage	
	Bindegewebsmassage	
	Sonderformen	

Theoretischer und praktischer Unterricht für Physiotherapeuten		
Fach	**Inhalte**	**Stunden**
	Indikationen nach Krankheitsbildern und Kontraindikationen	
Elektrotherapie	Einführung in die Elektrotherapie, physikalische Grundlagen	60
	Einführung in die Elektrodiagnostik	
	Elektrotherapie mit nieder-, mittel- und hochfrequenten Stromformen, Ultraschallbehandlung	
	Grundlagen der Lichttherapie	
	Grundlagen der Strahlentherapie	
Hydrotherapie	Grundlagen und Anwendungen in der Hydro- und Balneotherapie	60
	Grundlagen und Anwendungen in der Thermotherapie	
	Grundlagen und Anwendungen in der Inhalationstherapie	
Methodische Anwendung der Physiotherapie in den medizinischen Fachgebieten	Innere Medizin	700
	Chirurgie/Traumatologie	
	Orthopädie/Traumatologie	
	Gynäkologie und Geburtshilfe	
	Neurologie/Neurochirurgie	
	Psychiatrie	
	Pädiatrie	
	Geriatrie	
	Rheumatologie	
	Arbeitsmedizin	
	Sportmedizin	
	Sonstige	
Zusätzlich zur freien Fächerverteilung		100
Gesamt		**2900**

Anhang 2: Tabellarische Übersicht der Fächer in der praktischen Ausbildung in den Facheinrichtungen mit Stundenzahl aus der Ausbildungs- und Prüfungsverordnung für Physiotherapeuten von 1994

Praktische Ausbildung in den Facheinrichtungen	
Fachrichtung	**Stunden**
Chirurgie	240
Innere Medizin	240
Orthopädie	240
Neurologie	240
Pädiatrie	160
Psychiatrie	80
Gynäkologie	80
Sonstige Einrichtungen/ Exkursion	80
Zusätzlich **240 Stunden** zur freien Fächerverteilung	
GESAMT	**1600 Stunden**

Anhang 3: Westliche WCPT-Mitglieder mit vollständigem Direktzugang in der Physiotherapie im Vergleich zu Deutschland

Land	Zeitpunkt	Anzahl PT`s (gesamt)	Ausbil- dungszeit	Erworbener Abschluss (mind.)	PT/Ein- wohner
Australien	1976	26.123	4 Jahre Studium	Bachelor	1:880
Niederlande	2006	38.000	4 Jahre Studium	Bachelor	1:447
Großbritannien	2006	48.734	3 Jahre Studium	Bachelor	1:1.315
USA (je nach Bundesstaat)	1983 (und später)	750.000	3 Jahre Studium	Bachelor	1:425
Schweden	2004	12.310	3 Jahre Studium	Bachelor	1:812
Finnland	2005	13.368	3,5 Jahre Studium	Bachelor	1:411
Neuseeland	1992	4.260	4 Jahre Studium	Bachelor	1:1.106
Deutschland	Noch nicht	136.000	3 Jahre Ausbildung	Staatliches Examen	1:592

Anhang 4: Übersicht aller Hochschulen und deren Studiengänge im Bereich der Physiotherapie in Neuseeland, Australien, Kanada und Schweden im Vergleich

	Anzahl der Studiengänge	Abschluss „Bachelor"	Abschluss „Master"	Abschluss „Doktor"
Neuseeland	3			
University of Otago		x	x	
Auckland University		x		
Australien	28			
Bond University				x
Charles Sturt University		x		
Griffith University		x	x	
La Trobe University		x	x	
Monash University		x		
The University of Melbourne		x	x	x
The University of Newcastle		x		
The University of Notre Dame		x		
The University of Queensland		x	x	
The University of Sydney		x	x	
University of Canberra		x	x	
University of South Australia		x	x	
Curtin University		x	x	
Macquarie University				x
Australian Catholic University		x		
Flinders University			x	
James Cook University		x	x	
University of Western Sydney		x	x	
Schweden	16			
Umeå University		x	x	
Linköping University		x	x	

	Anzahl der Studiengänge	Abschluss „Bachelor"	Abschluss „Master"	Abschluss „Doktor"
Mälardalen University		x		
University of Gothenburg		x	x	
Uppsala University		x	x	x
Lunds University		x	x	
Karolinska Institutet		x	x	
Luleå University		x	x	
Finnland	**8**			
Satakunta University of Applied Sciences		x		
University of Jyväskylä			x	x
Seinäjoki University of Applied Sciences		x	x	
Oulu University of Applied Science		x		
Turku University of Applied Science			x	
Helsinki Metropolia University of Applied Sciences		x		
Deutschland	**280**			

Anhang 5: Übersicht über den Inhalt und der Anzahl von Physiotherapiefächer aller Hochschulen in Australien

Deutschland	Australien
Berufs-, Gesetzes- und Staatskunde	7
Anatomie	13
Physiologie	13
Allgemeine Krankheitslehre	7
Spezielle Krankheitslehre	7
Hygiene	Entfällt
Erste Hilfe und Verbandtechnik	Entfällt
Physik und Biomechanik	11
Sprache und Schrifttum	Entfällt
Psychologie	10
Prävention und Rehabilitation	9

Deutschland	Australien
Trainingslehre	7
Bewegungslehre	7
Bewegungserziehung	4
Physiotherapeutische Befund- und Untersuchungstechniken	13
Krankengymnastische Behandlungstechniken	13
Massage	Entfällt
Elektrotherapie	Entfällt
Hydrotherapie	Entfällt
Methodische Anwendung der Physiotherapie in den medizinischen Fachgebieten	13

Zusätzlich:

Evidenzbasierte Praxis und Forschung: Grundlagen, Methoden und Fähigkeiten für die evidenzbasierte Praxis (EBP), Vorstellen von Forschungsdesigns, kritische Analyse und Planung der Forschung in den Gesundheitsberufen (13)

Forschungsprojekt: Umsetzung eines Forschungsprojektes und Erstellen eines wissenschaftlichen Artikels (1)

Forschungsmethodik: Methoden zur Analyse von Daten in den Gesundheitswissenschaften, Prinzipien der Versuchsplanung, Einführung in die Konzepte der Variabilität, Zufälligkeit und statistische Verfahren (9)

Pharmakologie: Arzneimittelwirkungen und Verwaltung (5)

Diagnostik: Anwendung und Analyse von evidenzbasierten Assessments (9)

Epidemiologie und Kultur: Grundlagen der Wissenschaft der Epidemiologie und Untersuchung der Verteilung und Determinanten von Gesundheit und Krankheit in menschlichen Populationen (7)

Clinical Reasoning: Erlernen des kritischen Denkprozesses und der Problemanalyse (10)

Ethik: Vermitteln von Ethik innerhalb der Therapien (4)

Anhang 6: Übersicht über den Inhalt und der Anzahl von Physiotherapiefächer aller Hochschulen in Neuseeland

Deutschland	Neuseeland
Berufs-, Gesetzes- und Staatskunde	2
Anatomie	2
Physiologie	2
Allgemeine Krankheitslehre	2
Spezielle Krankheitslehre	2
Hygiene	Entfällt

Deutschland	Neuseeland
Erste Hilfe und Verbandtechnik	Entfällt
Physik und Biomechanik	2
Sprache und Schrifttum	Entfällt
Psychologie	2
Prävention und Rehabilitation	2
Trainingslehre	2
Bewegungslehre	2
Bewegungserziehung	2
Physiotherapeutische Befund- und Untersuchungstechniken	2
Krankengymnastische Behandlungstechniken	2
Massage	Entfällt
Elektrotherapie	Entfällt
Hydrotherapie	Entfällt
Methodische Anwendung der Physiotherapie in den medizinischen Fachgebieten	2
Zusätzlich:	
Pharmakologie: Arzneimittelwirkungen und Verwaltung (1)	
Diagnostik: Anwendung und Analyse von evidenzbasierten Assessments (1)	
Pathologie: Wissen und Erkennen der gängigsten Pathologien innerhalb der physiotherapeutischen Praxis (2)	
Epidemiologie: Grundlagen der Wissenschaft der Epidemiologie und Untersuchung der Verteilung und Determinanten von Gesundheit und Krankheit in menschlichen Populationen (2)	

Anhang 7: Übersicht über den Inhalt und der Anzahl von Physiotherapiefächer aller Hochschulen in Schweden

Deutschland	Schweden
Berufs-, Gesetzes- und Staatskunde	3
Anatomie	6
Physiologie	6
Allgemeine Krankheitslehre	2
Spezielle Krankheitslehre	1
Hygiene	Entfällt
Erste Hilfe und Verbandtechnik	Entfällt
Physik und Biomechanik	2

Deutschland	Schweden
Sprache und Schrifttum	Entfällt
Psychologie	6
Prävention und Rehabilitation	3
Trainingslehre	4
Bewegungslehre	3
Bewegungserziehung	2
Physiotherapeutische Befund- und Untersuchungstechniken	4
Krankengymnastische Behandlungstechniken	4
Massage	Entfällt
Elektrotherapie	Entfällt
Hydrotherapie	Entfällt
Methodische Anwendung der Physiotherapie in den medizinischen Fachgebieten	4
Zusätzlich:	
Epidemiologie und Kultur: Grundlagen der Wissenschaft der Epidemiologie (2)	
Ethik: Vermitteln von Ethik innerhalb der Therapien (1)	
Forschungsmethodik: Methoden zur Analyse von Daten in den Gesundheitswissenschaften, Prinzipien der Versuchsplanung, Einführung in die Konzepte der Variabilität, Zufälligkeit und statistische Verfahren (5)	
Evidenzbasierte Praxis und Forschung: Grundlagen, Methoden und Fähigkeiten für die evidenzbasierte Praxis (EBP), Vorstellen von Forschungsdesigns, kritische Analyse und Planung der Forschung in den Gesundheitsberufen (2)	

Anhang 8: Übersicht über den Inhalt und der Anzahl von Physiotherapiefächer aller Hochschulen in Finnland

Deutschland	Finnland
Berufs-, Gesetzes- und Staatskunde	4
Anatomie	4
Physiologie	3
Allgemeine Krankheitslehre	1
Spezielle Krankheitslehre	1
Hygiene	Entfällt
Erste Hilfe und Verbandtechnik	2
Physik und Biomechanik	3
Sprache und Schrifttum	3

Deutschland	Finnland
Psychologie	2
Prävention und Rehabilitation	3
Trainingslehre	1
Bewegungslehre	2
Bewegungserziehung	1
Physiotherapeutische Befund- und Untersuchungstechniken	4
Krankengymnastische Behandlungstechniken	2
Massage	Entfällt
Elektrotherapie	Entfällt
Hydrotherapie	Entfällt
Methodische Anwendung der Physiotherapie in den medizinischen Fachgebieten	3
Zusätzlich:	
Forschungsmethodik: Methoden zur Analyse von Daten in den Gesundheitswissenschaften, Prinzipien der Versuchsplanung, Einführung in die Konzepte der Variabilität, Zufälligkeit und statistische Verfahren (3)	
Problembasiertes Lernen: selbstbestimmtes Lernen, handlungsorientierten Unterricht, fächerübergreifendes Lernen und Selbstevaluation (1)	
Evidenzbasierte Praxis und Forschung: Grundlagen, Methoden und Fähigkeiten für die evidenzbasierte Praxis (EBP), Vorstellen von Forschungsdesigns, kritische Analyse und Planung der Forschung in den Gesundheitsberufen (3)	
Berufseinstieg: Arbeitsmarktorganisation und Strategien für Eigenmarketing (1)	
Ernährung und Gesundheit: Zusammenhänge von Ernährung und Erkrankungen (1)	
Physische Umwelt und unterstützende Dienstleistungen: Hilfsmittelplanung und Versorgung (1)	
Epidemiologie und Kultur: Grundlagen der Wissenschaft der Epidemiologie (2)	
Diagnostik: Anwendung und Analyse von evidenzbasierten Assessments (2)	

Anhang 9:   Übersicht über die berufsbegleitenden Bachelorstudiengänge 'Physiotherapie' in Deutschland

Additives Studium			
Hochschulname	Standort	Dauer (Jahre)	Curriculum vorhanden?
Europäische Fachhochschule MED	Brühl	2	ja
Hochschule Osnabrück	Osnabrück	1,5	ja

Additives Studium

Hochschulname	Standort	Dauer (Jahre)	Curriculum vorhanden?
Hochschule Fresenius	Hamburg, München	2	ja
SRH Fachhochschule für Gesundheit	Gera	3	ja
Alice Salomon Hochschule Berlin	Berlin	k.A.	Studiengang läuft aus
FH Aachen	Jülich	3	ja
IB Hochschule	Berlin	3,5	ja
Hochschule für angewandte Wissenschaft und Kunst	Hildesheim	1,5	ja
Technische Hochschule Deggendorf	Deggendorf	4	ja

Anhang 10: Übersicht über die grundständigen und ausbildungsbegleitenden Bachelorstudiengänge 'Physiotherapie' in Deutschland

Primärqualifizierendes Studium

Hochschulname	Standort	Dauer inkl. Ausbildung (Jahre)	Curriculum vorhanden?
Fachhochschule des Mittelstands (FHM)	Bamberg	3,5	nein
Hochschule Heidelberg	Heidelberg	3,5	ja
Hochschule Fresenius	Idstein, Frankfurt (Main)	4	ja
Fachhochschule Kiel	Kiel	4,5	ja
Ostbayerische Technische Hochschule	Regensburg	4	ja
Hochschule Rosenheim	Rosenheim	3,5	ja
Brandenburgische Technische Universität	Cottbus	4,5	ja
SRH Fachhochschule für Gesundheit	Gera, Leverkusen, Stuttgart	3,5	ja
Alice Salomon Hochschule Berlin	Berlin	3,5	nein
FH Aachen	Aachen, Jülich	3	ja

Medical School	Hamburg	4	ja
IB Hochschule	Berlin	4,5	ja
Dresden International University	Dresden	3,5	ja
Europäische Fachhoch-schule MED	Rostock	3,5	ja
Hochschule Trier	Trier	4	ja
Hochschule Bremen	Bremen	4,5	ja
Hochschule Osnabrück	Osnabrück	4	ja
Hochschule für Gesund-heit	Bochum	3,5	ja
Hochschule 21 gemein-nützige GmbH	Buxtehude	4	nein
Hochschule Fulda	Fulda, Marburg	3,5	ja
Hochschule Niederrhein	Krefeld	4	nein

Anhang 11: Vergleichende Übersicht der internationalen Curricula und der deutschen additiven Studiengänge

Fächerliste der deutschen Ausbildung	Additves Studium
Berufs-, Gesetzes- und Staatskunde	1
Anatomie	2
Physiologie	2
Allgemeine Krankheitslehre	1
Spezielle Krankheitslehre	entfällt
Hygiene	entfällt
Erste Hilfe und Verbandtechnik	entfällt
Physik und Biomechanik	1
Sprache und Schrifttum	4
Psychologie	4
Prävention und Rehabilitation	5
Trainingslehre	2
Bewegungslehre	1
Bewegungserziehung	entfällt

Fächerliste der deutschen Ausbildung	Additves Studium
Physiotherapeutische Befund- und Untersuchungstechniken	1
Krankengymnastische Behandlungstechniken	entfällt
Massage	entfällt
Elektrotherapie	entfällt
Hydrotherapie	entfällt
Methodische Anwendung der Physiotherapie in den medizinischen Fachgebieten	1
Zusätzliche Fächerliste der internationalen Curricula	
Evidenzbasierte Praxis und Forschung	7
Forschungsmethodik	7
Epidemiologie	3
Diagnostik	2
Clinical Reasoning	7
Pharmakologie	entfällt
Ethik	3
Ernährung und Gesundheit	entfällt
Problembasiertes Lernen	entfällt
Forschungsprojekt	4
Berufseinstieg	entfällt
Unterstützende Dienstleistung	1
Zusätzliche Fächer	
Wissenschaftliche Theoriebildung	2
Therapietheorien und -modelle	3
Interdisziplinäres Handlungsfeld	2
Inklusion im therapeutischen Handeln	1
Direct Access	1
Aspekte der Lebensspanne	1
Gesundheitspädagogische Kompetenzen	4
Sportmedizin	1
Leistungssteigerung im Sport	1
Gender	1
Neurowissenschaften	3
Marktorientiertes Handeln	1
Qualitätsmanagement	4

Anhang 12: Vergleichende Übersicht der internationalen Curricula und der deutschen primärqualifizierenden Studiengänge

Fächerliste der deutschen Ausbildung	Primärqualifizierendes Studium
Berufs-, Gesetzes- und Staatskunde	3
Anatomie	9
Physiologie	7
Allgemeine Krankheitslehre	6
Spezielle Krankheitslehre	6
Hygiene	1
Erste Hilfe und Verbandtechnik	1
Physik und Biomechanik	5
Sprache und Schrifttum	5
Psychologie	6
Prävention und Rehabilitation	5
Trainingslehre	4
Bewegungslehre	3
Bewegungserziehung	2
Physiotherapeutische Befund- und Untersuchungstechniken	7
Krankengymnastische Behandlungstechniken	4
Massage	1
Elektrotherapie	1
Hydrotherapie	1
Methodische Anwendung der Physiotherapie in den medizinischen Fachgebieten	2
Zusätzliche Fächerliste der internationalen Curricula	
Evidenzbasierte Praxis und Forschung	15
Forschungsmethodik	14
Epidemiologie	6
Diagnostik	8
Clinical Reasoning	10
Pharmakologie	1
Ethik	4
Ernährung und Gesundheit	entfällt

Problembasiertes Lernen	entfällt
Forschungsprojekt	6
Berufseinstieg	2
Unterstützende Dienstleistung	2
Zusätzliche Fächer	
Informationstechnologie im Gesundheitswesen	1
Management	3
Professionalisierung	1
Kommunikation und Gesprächsführung	8
Therapietheorien und -modelle	4
Gesundheitspädagogische Kompetenzen	6
Qualitätsmanagement	7
Interdisziplinäres Handlungsfeld	8
Sportphysiotherapie	1
Neurowissenschaften	6
Sportmedizin	2
Unternehmerisches Handeln in Gesundheitsunternehmen	2
Geriatrie	3
Ökonomie	1

Printed in the United States
By Bookmasters